疾病的隱喻

蘇珊‧桑塔格

程巍 譯

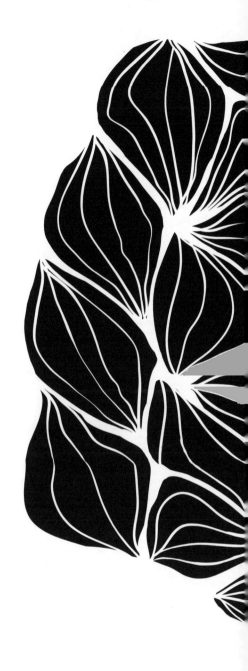

SUSAN
SONTAG

Illness as Metaphor
and *AIDS and Its Metaphors*

【目錄】

疾病是生命的暗面，是一種更麻煩的公民身分。每個降臨世間的人都擁有雙重公民身分，其一屬於健康王國，另一則屬於疾病王國。儘管我們都只樂於使用健康王國的護照，但或遲或早，至少會有那麼一段時間，每個人都被迫承認自己也是另一王國的公民。

我並不想描述移民至疾病王國並在那裡生活到底是怎麼一回事，只想描述圍繞那一處境所編造的種種懲罰性的或感傷性的幻想：不是描繪這一王國的實際地理狀況，而是描繪有關國家特徵的種種成見。我的主題不是身體疾病本身，而是疾病被當作修辭手法或隱喻加以使用的情形。我的觀點是，疾病**並非**隱喻，而看待疾病最真誠的方式——同時也是患者對待疾病最健康的方式，是盡可能消除或抵制隱喻性思考。然而，要居住在由陰森恐怖的隱喻構成各種風景的疾病王國而不蒙受隱喻的偏見，幾乎是不可能的。我寫作此文，是為了揭示這些隱喻，並藉此擺脫這些隱喻。

第一篇　疾病的隱喻
Illness as Metaphor

1

　　兩種疾病一直以來都引人注目地被隱喻修飾所複雜化，那就是結核病和癌症。

　　結核病在十九世紀[1]所激發出來的和癌症在當今所激發出來的那些幻想，是對一個醫學假定自己能夠包治百病的時代裡出現的一種被認為難以治癒、神祕莫測的疾病——也就是人們不甚了解的疾病——的反應。這樣一種疾病，名副其實是神祕的。只要它的病因沒有被弄清楚，只要醫生的治療終歸無效，結核病就被認為是對生命偷偷摸摸、毫不留情的盜劫。現在，輪到癌症成為這種不通報一聲就潛入身體的疾病，充當那種被認為是冷酷、祕密的侵入者的疾病角色——它將一直充當這個角色，直到有一

1　本書兩篇文章分別寫於1978年和1989年，所以作者文中的「上個世紀」，指的是十九世紀，為避免誤解，凡出現「上個世紀」，譯者一律改為「十九世紀」，凡出現「這個世紀」，一律改為「二十世紀」，凡出現「這個國家」，一律改為「美國」；除標明「作者註」外均為譯註。

天，像當初的結核病一樣，其病因被查明，其治療方法變得有效為止。

　　儘管疾病的神祕化是被放在新的背景中，但疾病（曾經是結核病，現在是癌症）本身喚起的卻是一種全然古老的恐懼。任何一種被視為神祕之物並確實令人感到恐懼的疾病，即使事實上不具有傳染性，也會在道德上具有傳染性。因此，數量驚人的癌症患者發現他們的親戚朋友在迴避自己，而家人則把自己當作消毒的對象，好像癌症和結核病一樣是種傳染病。與患有被認為患神祕惡疾的人打交道，那感覺簡直就像是一種過錯；或者更糟，是對禁忌的冒犯。光是這些疾病的名稱就似乎具有一種魔力。在斯湯達爾[2]的《阿爾芒斯》中，男主角的母親拒絕說「結核病」，因為她擔心一旦說出這個詞，兒子的病情就會迅速惡化。卡爾‧門寧傑（Carl Menninger）在《重要的平衡》（*The Vital Balance*）說過，「單是癌症這個字眼，據說就能殺死那些此前一直為惡疾所苦、卻尚未被它（立刻）壓垮的病

2　法國現實主義作家馬利—亨利‧貝爾（Marie-Henri Beyle），筆名為斯湯達爾（Stendhal），著有《紅與黑》（*Le Rouge et le Noir*）、《阿爾芒斯》（*Armance*, 1827）等。

人」。他做出這番評論，是為了支持在當代醫學和精神病學中大行其道的那些具有反智色彩的虔信態度以及廉價的憐憫。「患者之所以找我們，是因為他們遭受疾病之苦，感到灰心喪氣而又無能為力。」他接著說，「他們不想被貼上那種使人身敗名裂的標籤，他們當然有這個權利。」門寧傑醫生建議醫生們不妨丟開「名稱」和「標籤」（「我們的作用是幫助這些病人，而不是加重他們的痛苦。」）——而這實際上可能強化了疾病的神祕性和醫學的權威性。不是命名行為，而是「癌症」這個名稱，讓人感到受了貶抑或身敗名裂。只要某種特別的疾病被當作邪惡的、不可克服的壞事而不是僅僅被當作疾病來對待，那大多數癌症患者一旦獲悉自己所患之病，就會感到在道德上低人一等。解決之道並非是對癌症患者隱瞞實情，而是糾正對這種疾病的看法，瓦解其神祕性。

　　僅僅數十年前，一旦獲悉某人患了結核病，無異於聽到了死刑判決——正如當今，在一般人的想像中，癌症等同於死亡，因此人們普遍地對結核病人隱瞞患病的真相，在他們死後，又對他們的子女進行隱瞞。即便對那些已獲悉自己病情的患者，醫生和患者家屬也有顧慮，不想多談。

「人們並未明確告訴過我什麼，」卡夫卡1924年4月從療養院（兩個月後，他死於該療養院）寫信給一位朋友說，「因為一談到結核病⋯⋯每個人的聲音都立刻變了，嗓音遲疑，言辭閃爍，目光呆滯。」隱瞞癌症病情的傳統甚至更為牢固。在法國和義大利，醫生仍堅守此成規，也就是向癌症患者家屬通報癌症診斷結果，但對患者本人卻諱莫如深；醫生認為，除了那些極其明事理、知天命的患者外，其他癌症患者全都無法承受真相（一位頂尖的法國腫瘤專家告訴我，在他的癌症患者中，只有不到十分之一的人知道自己患的是癌症）。在美國——部分原因是醫生擔心因治療失當而招惹官司——如今對患者要坦率得多，但美國最大的腫瘤醫院在給門診病人寄通知與帳單時，卻不在信封上屬名寄件者，理由是病人可能不想讓家人知道自己所患何病。因為一旦患上癌症，就可能被當作一樁醜事，會危及患者的性愛生活、晉升機會，甚至他的工作，所以知道自己患了癌症的人對自己所患之病即使不是三緘其口，也往往表現得極為謹慎。1966年通過的聯邦法「資訊自由法」（Freedom of Information Act）將「癌症治療」做為不得公諸於眾的事項列入排除條款，因為這些事項一旦公諸於眾，就可能「不當侵

犯個人隱私」。癌症是該條款中提到的唯一一種疾病。

　　對癌症患者撒謊，以及癌症患者自己撒謊，所有這些，都證明在發達的工業社會裡，人們多麼難以正視死亡。既然死亡現在成了一個毫無意義、令人反感的事件，那麼，被普遍認為是死亡同義語的那種疾病當然就被當成某種需要加以遮掩的東西。對癌症患者隱瞞其所患之病的政策，反映出此信念：最好不要讓將死之人知道他們將死的消息，所謂好死就是猝死，要是死亡發生在我們處於無意識狀態或睡眠狀態時，那就最好不過。然而，當代對死亡的拒斥，並不能解釋人們撒謊的原因，亦不能解釋為何人們希望他人對自己撒謊；拒斥沒有觸及最深處的恐懼。罹患心臟病的人也許拖上若干年後發作致死，而患癌症的人也有可能在短時間內死亡。同樣面臨死亡，但沒有人會考慮對心臟病人隱瞞病情：患心臟病沒有什麼丟人的。人們之所以對癌症患者撒謊，不僅因為這種疾病是（或被認為是）死刑判決，還因為它——就這個詞原初的意義而言——令人感到厭惡，對感官來說，它顯得不祥、可惡、令人反感。心臟病意味著身體機能的衰弱、紊亂和喪失；它不會讓人感到不好意思，它與當初圍繞結核病患者並至

今仍圍繞癌症患者的那種禁忌無關。從加諸於結核病和癌症之上的這些隱喻，可以看出某一類特別能引起共鳴的、令人恐懼的隱喻之進程。

2

在結核病和癌症的大部分歷史裡，它們的隱喻是交叉與重疊的。據《牛津英文辭典》，「consumption」（消耗）一詞最早被當作肺結核同義詞使用，可追溯到1398年。[1]（英國作家約翰·特雷維薩[John of Trevisa]說：「當氣血虧損時，隨之而來的便是肺癆和衰弱。」）不過，對癌症的前現代理解也引發了「消耗」這一觀念。《牛津英文辭典》收錄了癌症的早期修辭性定義，即「任何緩慢地、悄悄地侵蝕、損傷、腐蝕和消耗身體的疾病」。（湯瑪斯·佩內爾[Thomas Paynell]於1528年寫道：「瘤是侵吞身體各部位

---

1 高德弗洛依（Godefroy）在《古法語辭典》（*Dictionnaire de l'ancienne langue française*）引貝納·德·戈登（Bernard de Gordon）《實踐》（*Pratiqum*, 1495）中的一句話：「癆者，乃使全身銷蝕之肺部潰瘍也。」 ——作者註

的陰鬱膿腫。」）癌症最早的描述性定義把癌症說成是瘤、疙瘩或者腫塊，而對癌症的命名──來自希臘語的「karkínos」和拉丁語的「cancer」，都有「crab」（蟹）的含意──據古希臘醫師蓋倫（Galen）說，靈感來自腫瘤暴露在外的腫大血管與蟹爪酷似，而不像許多人所認為的那樣，是因為轉移性疾病的活動狀態類似於蟹的爬行或移動。但語源學顯示，結核病也曾一度被視為一種不正常的突起：結核病這個詞──來自拉丁文的「tūberculum」，為 tūber, bump, swelling 的暱稱──意思是指病態腫脹、腫塊、突起或瘤。[2] 於 1850 年代創立細胞病理學的魯道夫‧菲爾肖（Rudolf Virchow）認為結核是瘤。

　　因而，從古代末期一直到不久之前，結核病──從類

2　標準法語辭典（standard French dictionaries）裡也給出了相同的詞源。「La tubercule」在十六世紀由安布洛斯‧帕雷（Ambroise Paré）從拉丁文 tūberculum 引入法語，意思是「petite bosse」（小腫塊）。在狄德羅（Diderot）《百科全書》（*Encyclopédie*）中，結核病詞條（1765）套用了英國醫生理查‧摩頓（Richard Morton）在《生理學》（*Phthisiologia*, 1689）給結核病下的定義：「身體表面出現的小腫塊。」在法語中，身體表面所有的小腫塊曾一度統稱為「tubercules」；只有在科赫（Koch）發現結核桿菌之後，這個詞的使用範圍才變得限於我們今天所說的結核病。──作者註

型上說——就是癌症。像結核病一樣，癌症也被描述為身體被消耗的過程。直到細胞病理學創立後，才出現關於這兩種疾病的現代定義。只有借助顯微鏡，才可能掌握癌症的特徵，知道它是一種細胞活動，未必以外部的或甚至明顯的腫塊的形式呈現（在十九世紀中期以前，白血病一直未被當作癌症）。直到1882年之後，當結核病被發現是一種細菌感染之後，才把癌症與結核病區分開來。醫學思維上的這些進展，使有關這兩種疾病的主要隱喻真正區別開來，大部分還形成了對照。至此，有關癌症的現代幻想才得以開始形成——自1920年代開始，有關癌症的幻想陸續承繼了當初被結核病幻想所戲劇化的大部分問題，但看待這兩種疾病及其症狀的方式卻非常不同，差不多是對立的。

●

　　結核病被視為某個器官的病，即肺部的病，而癌症卻被視為一種能夠出現在任何一個器官、可蔓延全身的病。

　　結核病被視為症狀對比極大的病：蒼白與潮紅，一會兒亢奮，一會兒疲倦。該病的陣發性過程可從咳嗽這個被認為是結核病的典型症狀中看出來。患者痛苦地咳完後，

又疲乏地回復到原來的狀態，緩過氣來，正常呼吸；然後，又咳嗽了。癌症卻是一種增生性的疾病[3]（有時能看得見，但更典型的是潛伏體內），是那種反常的、最終導致死亡的增生，是一種可被測量到的持續而平穩的增生。儘管有時候腫瘤的增長可以被遏制（緩解），但癌症並沒有結核病那種亢奮和疲倦交錯的症狀。結核病人只是有時會顯得蒼白，但癌症患者的蒼白卻始終不變。

結核病使身體變得「透明」。做為標準的診斷手段，X光使人能看到自己的身體內部，通常是第一次看到——身體對自己變得透明了。很早以來，結核病就一直被認為有大量的可見症狀（逐漸消瘦、咳嗽、疲乏、發燒），也可能會戲劇性地突然顯現出來（手帕上的血），但對癌症來說，頗為典型的是，主要的症狀都被認為是不可見的——直到癌症晚期，症狀才顯露出來，而這時一切都為時已晚。癌症這種疾病通常是偶然間發現，或是在例行的身體

---

3 原文是「a disease of growth」，作者在這裡顯然更強調與結核病的間歇性特徵形成對比的不斷增長的形態；此外，在後面的章節裡，作者還把癌症與強調「不斷增長」的現代工業經濟做連結：經濟被認為是正常的增長，腫瘤則被認為是反常的增長，同時又認為前者的增長導致了後者的增長。

檢查中被查出來的，它可以在不顯示任何可見症狀的情況
下就已發展到很嚴重的程度。人們只好把這個不透明的身
體帶到專家那兒，看看裡面是否藏有癌瘤。患者所不能肯
定的事，可以由專家透過患者身體組織切下的切片進行分
析來確定。結核病患者可以看到自己的 X 光片，甚至保存
它們：《魔山》（The Magic Mountain）中那個療養院裡的患
者將他們的 X 光片揣在胸前的口袋裡四處走動。癌症患者
則看不到自己切片的檢查結果。

　　結核病一直以來被認為能讓人情緒高漲、胃口大增、
性欲旺盛。在《魔山》中，對結核病患者進行食物療法的
一部分，是安排第二頓早餐，而患者吃得津津有味。癌症
卻被認為嚴重削弱了患者的活力，使他變得食欲不振或毫
無食欲。結核病被想像成能夠催發性欲，並且能產生一種
超凡的誘惑力。癌症卻被認為是減退性欲的。結核病的特
點在於它的許多症狀都是假象——例如患者表現出來的活
力不過來自虛弱，臉上的潮紅看起來像是健康的標誌，其
實源於發燒，而活力的突然高漲可能只是死亡的前兆（這
種能量的爆發總的說來是自毀的，而且也是毀人的：回想
多克・霍利迪（Doc Holliday）這則老西部傳說吧，那個

患結核病的槍手因疾病的痛苦折磨而大開殺戒）。癌症的症狀卻非假象。

結核病是分解性的、發熱性的和流失性的；它是一種體液病——身體變成痰、黏液、唾沫，直至最終變成血，同時也是一種氣體病，是一種需要更新鮮空氣的病。癌症卻是退化性的，身體組織轉變成硬物。愛麗思‧詹姆士[4]（Alice James）於1892年死於癌症，在前一年所寫的日記裡，她談到了「我乳房裡的這種邪惡的花崗岩般的物質」。但這種腫塊是活的，是一個有自己意志的胎狀物。德國詩人諾瓦利斯（Novalis）在1798年前後為自己的百科全書所撰寫的條目中，把癌瘤與壞疽一起定義為「發育成熟的寄生物——它們生長、被繁殖，亦自我繁殖，有自身的結構、分泌物和食物」。癌症是惡魔般的妊娠。當聖哲羅姆（St. Jerome）寫下「那個腹部隆起的人孕育著自己的死亡」這句話時，一定是想到了癌症。儘管結核病和癌症這兩種疾

4　愛麗思‧詹姆士（Alice James）為英國文學家亨利‧詹姆士（Henry James）與哲學家威廉‧詹姆士（William James）的妹妹，本身亦相當有文采。桑塔格的劇本《床上的愛麗思》（*Alice in Bed*）中的愛麗思即是以她為主角的創作。

病都有身體消瘦的過程，但結核病引起的體重減輕被認為大大不同於癌症所引起的。對結核病而言，患者是「被消耗掉的」，是被燃燒掉的，而對癌症來說，患者是被外來細胞「侵入」的，這些細胞大量繁殖，造成了身體機能的退化和障礙。癌症患者「枯萎」（愛麗思・詹姆士語）或者「萎縮」（威廉・賴希 [Wilhelm Reich][5]語）。

　　結核病是時間之病；它加速了生命，照亮了生命，使生命超凡脫俗。在英語和法語中，描繪肺癆時，都有「疾跑」（gallop）的說法。與其說癌症與節奏有關，還不如說是分階段的：它（最終）是「有終點的」。癌症緩慢地、神不知鬼不覺地活動著：訃聞中的標準委婉用語是說某人「久病不癒，溘然長逝」。對癌症特徵的每一種描繪，都談到它是緩慢的，因而它最初是被當作隱喻使用的。威克里夫（Wyclif）在1382年翻譯《聖經新約・提摩太後書》第2章第17節中的一段話：「他們的話如同毒瘡，越爛越大。」在癌症的早期修辭性使用中，癌症被當作「懶散」或「懶惰」的隱喻。[6]從隱喻上看，癌症這種疾病與其說是時間

5　威廉・賴希（Wilhelm Reich）為奧地利心理分析師。

之病，還不如說是空間之病。它的主要隱喻暗示著一種地形學（癌瘤「擴散」或者「增生」，或「散布」；腫瘤經由外科手術被「切除」），而其最令人恐懼的後果，除死亡外，是對身體某個部分進行摘除或切除。

結核病通常被想像成一種貧困、匱乏的病——單薄的衣衫，消瘦的身體，冷颼颼的房間，惡劣的衛生條件，糟糕的食物。這種貧窮景象，可能並不像《波希米亞人》（La Bohème）中咪咪的閣樓那樣真實；《茶花女》（La Dame aux camélias）中的結核病人瑪格麗特・戈蒂埃生活在奢華中，但內心卻感到無家可歸。與此形成對照，癌症是中產階級生活所致，一種與富裕、奢華有關的病。富裕國家的癌症患病率是最高的，而癌症的高發率似乎部分被歸因為富含脂肪和蛋白質的飲食，以及工業經濟（它創造了富裕）所產生的有害氣體。結核病的治療要應對的是食欲增

6　如《牛津英文辭典》收錄的關於「癌瘤」（canker）的一種早期修辭性用法：「懶散，這種致命的、極富傳染性的癌瘤。」（T・帕爾弗雷曼[T. Palfreyman] 寫於1564年）。談到「癌症」（cancer，大約在1700年前後，這個詞取代了原先的canker），艾德蒙・肯（Edmund Ken）於1711年寫道：「懶惰，這是一種癌症，它吞食了時間王子本來為崇高事物而耕種的東西。」——作者註

加，而癌症的治療卻要應對食欲不振和缺乏食欲。營養不良者大量進食——唉，卻不見效果。而營養過剩者卻不能進食。

改變環境，被認為有助於結核病人的治療，病人甚至能因此康復。有一種觀點認為，結核病是一種濕病，是在潮濕昏暗的城市裡產生的病。身體內部變得潮濕（「肺裡有濕氣」是一種常用的說法），必須弄乾。醫生建議病人去那些地勢高、空氣乾燥的地方——大山、沙漠。但對癌症患者來說，即使改變環境，也被認為毫無助益。與癌的戰鬥全都發生在身體內部。越來越多人認定，或許，環境中存在著某種致癌的東西。一旦患上癌症，患者就不可能透過遷移到更好的（這就是說，不那麼有致癌性的）環境來逆轉病情或治癒癌症。

結核病被認為相對來說不那麼痛苦。癌症卻一律被認為是苦不堪言的。結核病被認為提供了一種從容的死法，而癌症卻被認為提供了一種駭人、痛楚的死法。一百多年來，人們一直樂於用結核病來賦予死亡意義——它被認為是一種有啟迪作用、優雅的病。十九世紀文學中充滿了對結核病患者的那種幾乎不顯示任何症狀、不使人覺得恐怖

的、極樂世界般的死的描寫，尤其是那些死於結核病的年輕人，例如《湯姆叔叔的小屋》（*Uncle Tom's Cabin*）中的小伊娃、《董貝父子》（*Dombey and Son*）中董貝的兒子保羅，以及《尼古拉斯・尼克爾貝》（*Nicholas Nickleby*）中的史邁克，而狄更斯則把結核病描繪為一種使死亡變得「優雅」的「令人蕭然起敬的疾病」：

> 就結核病的情況而言……心靈與肉體的這種搏鬥一步步展開，如此平靜，如此莊嚴，而結局又是如此確定無疑，以致肉體一天天、一點點地耗費、凋零，而精神卻因身體負擔的變輕而越發變得輕盈、快活……[7]

請對比一下結核病人崇高的、平靜的死與湯瑪斯・

7　將近一個世紀後，約翰・米德爾頓・默里（John Middleton Murry）所編輯的凱薩琳・曼斯費爾德（Katherine Mansfield）死後發表的《日記》（*Journal*）中，他使用了相似的語言來描繪曼斯費爾德生命的最後一天：「我從來也沒有看見過，將來也不會再看見，像她這樣美麗的人在最後日子裡的情形；似乎她一直擁有的那種精緻的完美此刻完全籠罩了她。用她自己的話說，最後一點『沉澱物』、塵世生活的最後『痕跡』，徹底離她而去。她失去了生命才保留這份美麗。」——作者註

沃爾夫（Thomas Wolfe）《時間與河流》（*Of Time and the River*）中尤金‧岡特的父親以及伯格曼的電影《哭泣與耳語》（*Cries and Whispers*）中的妹妹這些癌症患者卑賤、痛苦的死。當描繪垂死的結核病人時，就把他們塑造得更美麗、更真誠，而當刻畫垂死的癌症患者時，就盡數剝奪他們自我超越的能力，讓他們被恐懼和痛苦弄得毫無尊嚴。

　　這些對比，取自於有關這兩種疾病的流行神話。當然，許多結核病人死得非常痛苦，而許多癌症患者直到生命終結也很少或幾乎沒有感到痛苦；患結核病和癌症的人中既有窮人，也有富人，而且也不見得每一個患結核病的人都咳嗽。然而，這種神話卻依舊流行。這並不只是因為肺結核是最常見的結核病，人們因此就把結核病想像為某一器官的病，而是因為有關結核病的神話並不適合腦、喉、腎、脊椎以及其他一些部位，儘管結核桿菌同樣能分布在這些部位，但它卻特別適合那種與肺部有關的結核病的傳統想像（呼吸、活力）。

　　肺部是位於身體上半部、精神化的部位，癌症卻攻擊身體的一些令人羞於啟齒的部位（結腸、膀胱、直腸、乳房、子宮頸、前列腺、睾丸）。身體裡有一個腫瘤，這通

常會喚起一種羞愧感，然而就身體器官的階層體系而言，
肺癌比起直腸癌來就不那麼讓人感到羞愧了。現在，一種
非腫瘤形式的癌症出現在商業電影裡，取代了結核病曾經
包攬的那個角色，成了奪去年輕人生命的浪漫之病。（美
國作家艾力克 · 席格 [Erich Segal]《愛情故事》[Love Story]
中的女主角不是死於胃癌或乳腺癌，而是死於白血病——
對這種「純白的」或類似結核病的疾病，外科手術對它無
能為力。）從隱喻的角度說，肺病是一種靈魂病。[8] 做為一
種襲擊身體任何部位的疾病，癌症是一種身體病。它根本
顯示不出任何精神性，而是令人痛惜地顯示身體不過就是
身體罷了。

　　這些幻想之所以盛行，是因為結核病和癌症不只是被

8　龔古爾兄弟（The Goncourt brothers）在他們的小說《格維塞夫人》
　（Madame Gervaisais,1869）中，把結核病稱作「人類高尚、高貴的部
　位之病」，與它形成對比的是「身體的、粗野的、卑賤的器官之病，
　它們只會阻礙和污染患者的心靈……」。在湯瑪斯 · 曼的早期小說
　《崔斯坦》（Tristan）中，那位年輕的妻子患有氣管結核病：「……是
　氣管，而不是肺部，感謝上帝！但問題是，要是她得的是肺結核，
　這位新病人是否會看來比她現在更純潔、優雅，更超凡脫俗，此刻，
　她靠在一張樸素的繪有白漆圖案的扶手椅裡，旁邊站著她笨拙的丈
　夫，聆聽著談話。」——作者註

當作通常具有（或曾經具有）致命性的疾病。它們被等同於死亡本身。在《尼古拉斯·尼克爾貝》中，狄更斯把結核病稱作：

> 死亡與生命如此奇特地融合在一起的疾病，以致死亡獲得了生命的光亮與色澤，而生命則染上了死亡的憂鬱和恐怖；藥石於它無能為力，財富也奈何不了它，而貧窮誇口說能倖免於它……

卡夫卡在1917年10月致好友馬克斯·布羅德（Max Brod）的信中說，他已「逐漸認識到結核病……並不是一種特別的病，或者不是一種應該享有特殊名稱的病，而不過是強勁的死亡本身的細菌……」。癌症引起類似的思考。喬治·果代克（Georg Groddeck）在《它之書》（*The Book of the It*, 1923）中就癌症提出的非同一般的看法，預示了威廉·賴希後來的觀點：

> 在關於癌症的所有理論中，其中只有一種在我看來經歷了時間的檢驗，那就是癌症經歷數個確定的階段後導致

死亡。我的意思是，癌症是致命的。由此你們可以推
斷，我對是否會出現新的治療癌症的方法不抱希望⋯⋯
[只]看到了許多所謂的癌症病例⋯⋯

　　儘管在癌症的治療方面已取得進展，但許多人仍堅持
果代克所劃定的那個等式：癌症＝死亡。不過，圍繞結核
病和癌症的那些隱喻暴露出了眾多有關疾病的觀念，以及
這種觀念是如何從十九世紀（結核病是這個時期最普遍的
死因）往二十世紀（癌症是這個時期最恐怖的疾病）演化
的。浪漫派以一種新的方式透過結核病導致的死亡，賦予
了死亡道德色彩，認為這樣的死消解了粗俗的肉身，使人
格變得空靈，使人大徹大悟。透過有關結核病的幻想，同
樣也可以美化死亡。身染結核病的梭羅於1852年寫道：
「死亡與疾病常常是美麗的，如⋯⋯肺結核產生的熾熱光
輝。」沒有人會以思考結核病的方式來思考癌症──把它
想像成一種裹著一層光輝的、通常具有抒情詩色彩的死
亡。對詩歌來說，癌症是一個罕見的，至今仍令人感到不
體面的題材；要美化這種疾病，似乎是不可想像的。

3

　　結核病的迷思與癌症的迷思之間最驚人的相似之處是，它們都被或曾被理解為熱情病。結核病的發燒是身體內部燃燒的標誌：結核病人是一個被熱情「消耗」的人，熱情銷蝕了他的身體。由結核病生發出來的那些描繪愛情的隱喻——「病態」之愛的意象，「耗人」的熱情的意象——遠在浪漫派運動出現前就已經被使用。[1]從浪漫派開始，這種意象被反轉，結核病被視為愛情病的一種變體。與芬妮・布朗（Fanny Brawne）永遠分離後，濟慈在1820年11月1日寄自那不勒斯的一封令人傷心欲絕的信中寫道：「即使我有望[從結核病]康復，這種激情也會致我於死地。」正如《魔山》中的某個角色所解釋的：「疾病的症狀不過是愛的力量變相的顯現；所有的疾病都只不過是變

1　如喬治・埃思里奇爵士（Sir George Etherege）的劇本《時尚之人》（*The Man of Mode*, 1676）第二幕第二場：「當愛情發展成病態，我們能夠做的最好的事是趕緊了斷它；我不能忍受纏綿、磨人的熱情的凌虐。」——作者註

相的愛。」

　　正如當初結核病被認為是源自太多的熱情，折磨著那些不計後果、耽於情感的人一樣，現在很多人相信，癌症是一種激情匱乏的病，折磨著那些性壓抑的、克制的、無衝動的、無法表達憤怒的人。這些看起來似乎彼此相反的診斷，實際上是同一種觀點大同小異的翻版（在我看來，它們都同樣為人們所深信不疑）。這是因為，對疾病的這兩種心理上的描述全都強調活力的不足或障礙。正如結核病被頌揚成一種熱情病，它同樣也被看作是一種壓抑病。紀德（Gide）的《背德者》（*The Immoralist*）中那個情操高尚的男主角之所以感染結核病（與紀德自稱的本人經歷相似），是因為他壓抑了他真正的性傾向；當接受了「活力」時，他便康復了。根據此一故事情節，在今天大概就得患癌症了。

　　正如癌症在今日被想像成壓抑帶來的報應，結核病也曾經被解釋成失意帶來的惡果。今天有些人相信所謂解放的性生活是預防癌症的良藥，這就像從前，人們基於幾乎相同的推理，性常被認為是治療結核病的良方。在《鴿翼》（*The Wings of the Dove*）中，米莉‧希爾的醫生建議她戀

愛來做為治療結核病的方法；而當她發現三心二意的追求者默頓・丹雪與她的朋友凱特・克洛伊私訂終身時，她就一命嗚呼了。而濟慈在1820年11月的一封信中痛苦地寫道：「我本該在生病前就擁有她，我親愛的布朗，我本該保持健康才對。」

根據結核病的神話，某種熱情似火的情感引發了結核病，又在結核病的發作中發洩出來。但這些激情必定是受挫的，這些希望必定是被毀的。此外，這種激情，儘管通常表現為愛情，但也可能是一種政治或道德的激情。在屠格涅夫（Turgenev）的小說《前夕》（*On the Eve*, 1860）的結尾，小說的主角、年輕的保加利亞流亡革命分子因沙洛夫，意識到自己無法重返保加利亞，在威尼斯一家旅館裡，因渴望與挫折而變得病懨懨的，染上了結核病，隨後就客死他鄉了。

根據癌症的神話，通常是對情感持續不斷的壓抑導致了癌症。在這種幻想較早的、比較樂觀的形式中，那種遭壓抑的情感是性欲；現在，出現了一種令人注目的轉換，壓抑狂暴情感被想像成癌症的誘因。使因沙洛夫命歸黃泉的那種受挫的激情是理想主義。而那種人們認為若不排解就勢必使他們患上癌症的激情是憤怒。當今不再可能出現

因沙洛夫這種人了，取而代之的是諸如美國小說家諾曼・梅勒（Norman Mailer）之類談癌色變的人，他最近自辯道，要是他不捅上妻子一刀（和發洩「滿腔的怒火」），那他會患上癌症，「或許在數年內就一命嗚呼了」。這種幻想與當初附著於結核病的幻想屬同一版本，只是更噁心一點罷了。

　　把癌症與受壓抑的激情聯繫在一起的現今幻想，大多來自威廉・賴希，他把癌症定義為「伴隨情緒消沉而來的疾病——這既指生物本能的萎縮，又指對希望的放棄」。賴希以佛洛伊德的癌症來闡明他的有力理論，據他看來，生性熱情卻「婚姻不幸」的佛洛伊德患上癌症始於他漸漸變得情緒消沉的時候：

　　　　他過著非常平靜、安寧、體面的家庭生活，但無疑地他在性方面沒有得到太多滿足。他的消沉以及癌症都是這種狀況的顯現。做為一個活生生的人，佛洛伊德不得不放棄一些東西。步入中年後，他不得不放棄他個人的歡愉，他個人的樂趣……如果我關於癌症的看法是正確的話，那麼，你只要放棄，你只要消沉——然後，你

就會萎縮。

托爾斯泰的《伊凡‧伊里奇之死》(*The Death of Ivan Ilyich*)經常被引證為癌症與性格消沉之間關係的個案史。但同樣的理論曾被果代克運用到結核病，將結核病定義為：

對消逝（die away）的渴念。欲望必須消逝，隨後對性愛的進出、起伏（這體現在呼吸中）的欲望必須消逝。肺部隨欲望一起消逝……身體消逝……[2]

正如當今有關癌症的描述所做的那樣，十九世紀關於結核病的典型描述全都把消沉做為這種疾病的病因。這些描述也顯示出，隨著這種疾病加重，一個人如何變得消沉——咪咪和茶花女因否棄自己的愛，被消沉擊倒了，死去了。羅伯‧路易‧史蒂文生（Robert Louis Stevenson）

2　這段文字接下去是：「……由於在患病期間，欲望增加，由於精液的象徵性反覆損耗帶來的犯罪感變得越來越強烈……由於它使肺病給眼睛和臉頰帶來了色澤，真是誘人的毒藥！」——作者註

在1874年寫的自傳文〈信神的南方〉（Ordered South）中描繪了結核病人「從生命的熱情中慢慢退隱」的那些階段，而據其他人的小說作品中的描繪，明顯的消沉正是結核病人迅速衰竭的典型症狀。在《湯姆叔叔的小屋》中，小伊娃死得異乎尋常地平靜，她在死前幾個星期對自己的父親說：「我的力量在一天天喪失，我知道我要走了。」在《鴿翼》中，我們得知米莉・希爾死時，「她把臉轉向牆那一邊」。結核病被再現成一種典型的順從之死。它常常是一種自殺。在喬伊斯的短篇小說〈死者〉（The Dead）中，在葛麗塔・康洛伊動身前往修道院的前夜，麥可・傅瑞淋著雨，站在她的花園裡；她懇求他回家去；「他說他不想活了」，一周後，他就死了。

　　結核病人可能被描繪得富於激情，然而，更典型的描繪是，他們在活力、生命力方面有所欠缺（正如此幻想的當代升級版本所表現的那樣，易患癌症的人是那些情欲欠缺的人，或那些不表達憤怒的人）。龔古爾兄弟這一對著名的不為感情所動的觀察家正是這樣解釋他們的朋友莫格（《波希米亞生活場景》（Scènes de la vie de Bohème）的作者）所患的結核病：他死於「缺乏活力，那種使他能夠承

受疾病磨難的活力」。正如葛麗塔‧康洛伊向她「健壯、魁梧」、陽剛、突然產生醋意的丈夫描繪麥可‧傅瑞時，說他「很文質彬彬」。結核病被頌揚成那些天生體弱者的疾病，是那些敏感、消極、對生活缺乏熱望以致不能生存下去的人所患的疾病（前拉菲爾派藝術中那些心懷憧憬但神慵氣倦的美女形象所暗示的東西，在孟克[Edvard Munch]所描繪的那些消瘦、兩眼無神、患結核病的女孩子形象中變得清晰起來）。對結核病導致的死亡的描繪，一般都側重於情感的完美昇華，而患結核病的交際花這一形象的反覆出現，暗示著結核病也被認為是一種能使患者變得性感的病。

像所有真正成功的隱喻一樣，結核病的隱喻非常豐富，足以運用到彼此衝突的情景中。一方面，它描繪某個人（如一個孩子）的死，說他死得太「美好」了，全無性的色彩：這是對那種天使般一塵不染的心理學的肯定。另一方面，它又是一種描繪性方面情感的方式——為放蕩開脫責任，把它歸咎為一種客觀的、生理的頹廢或渙散狀態。結核病既帶來「精神麻痺」（羅伯‧路易‧史蒂文生語），又帶來更高尚情感的瀰漫，既是一種描繪感官享受、

張揚情欲的方式，同時又是一種描繪壓抑、宣揚昇華的方式。尤其是，它肯定了意識上更敏感，心理上更複雜的重要性。健康反倒變得平庸，甚至粗俗了。

4

　　似乎在十九世紀中葉，結核病就與浪漫聯繫在一起了。在英國劇作家奧利弗・戈德史密斯（Oliver Goldsmith）嘲弄外省生活的諷刺劇《屈身求變》（*She Stoops to Conquer*, 1773）的第一幕第一場裡，哈德卡索先生溫和地責備哈德卡索太太過於寵愛湯尼・倫普金，即她與前夫所生的那個土裡土氣的兒子：

> 哈德卡索太太：這能怪我嗎？這可憐的孩子老是生病，什麼事都做不了。要他去上學，簡直是要他的命。才有一點好轉，就讓他去學一、兩年拉丁文，誰知道會把他怎樣？
>
> 哈德卡索先生：讓他學拉丁文！真是活見鬼。不成，不

成，他得去釀酒房和馬廄，那才是他的學校。

哈德卡索太太：噢，我們別折磨這個可憐的孩子，我相信他活不了多久。看見他臉色的人，誰都能看得出他得了肺結核。

哈德卡索先生：唉！要是長得太胖是症狀之一多好。

哈德卡索太太：他有時還咳嗽。

哈德卡索先生：沒錯，當他呼吸不順的時候。

哈德卡索太太：我真替他的肺擔心。

哈德卡索先生：我也是，因為他有時候像喇叭般喘息——[背景處傳來湯尼的喘息聲]——瞧，他來了——真是一副病得很重的樣子。

這些對話暗示，有關結核病的幻想是一個已為人們接受的概念，因為哈德卡索太太身上不過彙集了她所嚮往的倫敦時髦世界的那些陳腔濫調，而這個時髦世界正是戈德史密斯劇作的擁護者。[1]戈德史密斯認定有關結核病的神話已經廣為傳播——結核病似乎是一種反痛風病。對勢利者、暴發戶和往上爬的人來說，結核病是文雅、精緻和敏感的標誌。十八世紀發生的新社會流動和地理流動，使財

富和地位不再是與生俱來的，而是必須有待確認的東西。確認的方式，是憑藉有關服裝的新觀念（「時髦」）和對待疾病的新態度。服裝（身體的外部裝飾）和疾病（身體的一種內在裝飾）雙雙變成比喻，來喻示對待自我的新態度。

　　雪萊於1820年7月27日致濟慈的信，是一個結核病人對另一個結核病人的安慰，信中他說他獲知「你還是帶著那副肺癆病人的病容」。這還不僅僅是詞語轉換。肺結核被理解為一種外顯的風度，而這種外表成了十九世紀禮儀的標誌。胃口好成了粗魯的表現，而看上去病懨懨則成了榮耀。「蕭邦患結核病之時，正逢健康不再時髦之際。」法國音樂家卡米爾・聖桑（Camillle Saint-Saëns）在1913年寫道，「蒼白和消瘦則時興起來……貝吉歐裘索公主（Princess Belgiojoso）沿林陰道散步……臉色像死人一樣慘白。」聖桑把藝術家蕭邦與那個時代最出名的「致命的女人」（femme fatale）聯繫起來考慮，是有道理的，正是這位公主

1　戈德史密斯曾學過醫，並一度行醫，對結核病，他還抱有其他一些成見。在論文〈論教育〉（On Education, 1759）中，戈德史密斯指出，少放鹽和糖的清淡而又合乎時令的飲食能「糾正那些常見於都市孩童容易患肺病的習慣」。結核病在這裡被看作一種必須被克服的習慣、癖好和弱點，而都市裡的人被認為更容易染上。——作者註

的諸多努力，才使結核病相貌流行起來。結核病影響身體的觀念而賦予貴族的外貌新典範時，恰逢貴族已不再是一種力量，而主要以一種形象開始出現。(「富無盡頭。瘦無止境。」溫莎公爵夫人[Duchess of Windsor]曾如是說。)的確，把結核病浪漫化，是把自我提升到形象高度具有現代特色的做法的第一個廣為流傳的範例。一旦結核病相貌被認為是優越、教養的標誌，勢必就被認為有吸引力。「我咳個不停！」二十四歲就香銷玉殞的法國女畫家瑪莉‧巴希克特塞夫（Marie Bashkirtsev）在1887年發表的一度廣為傳誦的遺作《日記》（*Journal*）中寫道，「奇妙的是，結核病不僅沒有使我變得難看，反倒增添了一種相稱的柔美氣質。」曾經做為貴族「致命的女人」和有抱負的年輕藝術家的時尚的東西，最終變成了普通人的時髦。十八世紀後期和十九世紀早期所形成的那些與結核病浪漫化息息相關的隱喻，在二十世紀婦女的那種時髦（對瘦的崇拜）中，找到了得以棲身的最後堡壘。

　　以「浪漫的情感爆發」為人所知的眾多文學態度與色情態度都源自結核病及其隱喻變體。在對結核病初始症狀的風格化描繪中，情感爆發變得浪漫（例如虛弱被轉換成

柔美），而實際的情感爆發則被壓抑。柔弱的、氣息很淺的年輕女子與蒼白的、佝僂著身軀的年輕男子爭先恐後，惟恐沒染上這種（當時）幾乎無藥可治的、使人喪失行動能力的、非常可怕的疾病。「我年輕的時候，」法國詩人代奧菲爾・戈蒂埃（Théophile Gautier）寫道，「身為一個抒情詩人，我難以接受任何體重超過四十五公斤的人。」（請注意戈蒂埃說的是抒情詩人，他顯然認為小說家非得體格更粗糙、更笨重不可）。漸漸地，做為楚楚動人的柔弱和非同尋常的敏感的象徵，結核病相貌越來越成為女性的理想外貌——而十九世紀中、後期的大男人們卻變得體態肥胖，他們建立了工業帝國，創作了成百上千的小說，發動戰爭，劫掠於各大洲。

　　有人可能會說，對結核病的浪漫化只不過是這種疾病的文學轉化而已，而在該疾病四處肆虐的時代，它很可能被認為是討厭的——誠如今日之癌症。當然，十九世紀的人都知道結核病人呼出的氣息有臭味（龔古爾兄弟描述他們探望奄奄一息的莫格時，注意到「床上發出腐肉的氣味」）。不過，所有的證據都顯示，對結核病的崇拜，並不僅僅是浪漫主義詩人和歌劇作者的發明，而是一種廣為流

傳的態度，事實上，（年紀輕輕就）死於結核病的人被認
為是具有浪漫氣質的人。有人或許會提出，這種可怕疾病
的現實情形與那些重要的，尤其是關於個體性的新思想並
不相稱。然而，有關個性病的觀點是與結核病一起被提出
來的，一起被提出的還有只有當人遭遇到死亡時，才會變
得更敏感的觀點，此外，從圍繞在結核病周圍的那些意象
中，人們還可以看到有關現代個體性的浮現，這種現代個
體性的觀點在二十世紀獲得了一種更有侵犯性、而不是自
戀性的形式。生病是使人變得「有趣」的一種方式——這
正是「浪漫」一詞最初的定義（德國作家施萊格爾
[Schlegel]在1798年〈論希臘詩歌〉（On the Study of Greek
Poetry, 1795）一文中，把「趣味性」當作現代的——即浪
漫的——詩歌的理想）。諾瓦利斯在1799年到1800年間在
一篇未完成的遺稿中寫道：「健康的理想，只是在科學上
才令人感興趣而已。」真正有趣的是，疾病「是個性化的
一個方面」。尼采在《權力意志》及其他一些著作中賦予
這種觀點——病人如何如何有趣——以最大膽也最曖昧的
表述，儘管他幾乎沒有提到某種具體的疾病，但他關於個
體羸弱和文化衰竭或頹廢的那些著名論斷，還是融入了眾

多有關結核病的陳詞濫調，並擴充了這些陳詞濫調。

　　浪漫主義對待死亡的那種態度，斷言疾病能使人變得有個性，變得更有趣。「我看上去病了，」拜倫說，望著鏡中的自己，「我寧願死於結核病。」「為何這麼說？」他的一位朋友於 1810 年 10 月間到雅典拜訪他時問道。拜倫答道：「因為女士們全都會說：『看看可憐的拜倫吧，他彌留之際顯得多有趣啊。』」也許浪漫派帶給感受力的主要禮物不是殘酷的美學以及疾病之美（如當代作家馬利歐・普拉茲 [Mario Praz] 在他著名的著作中所暗示的），甚至不是對不受約束的個人自由的需求，而是那種關於「有趣」的虛無而感傷的觀點。

●

　　悲傷使人變得「有趣」。優雅和敏感的標誌是悲傷，是無力。在斯湯達爾的《阿芒爾絲》中，那位焦慮不安的母親從醫生那兒確切地知道了歐克塔夫患的根本不是結核病，而是「他那種年齡和身分的年輕人常有的不滿現狀、憤世嫉俗的憂鬱」。悲傷和結核病成了同義詞。瑞士作家、結核病患者亨利・阿米爾（Henri Amiel）於 1852 年在其

《私密日記》(*Journal intimate*) 中寫道:

> 灰雲低垂,天際邊緣是稀薄的皺褶,遠山上輕靄如縷;
> 大自然失去了希望,落葉飄零四處,像是年輕一代在無
> 法治癒的悲傷中潸然而下的失落的淚影……只有冷杉才
> 生機勃勃、綠意盎然,在這充滿全宇宙的結核病氣氛中
> 孑然獨立。

　　然而,只有生性敏感的人才能感受到這種悲傷,或者,言下之意是,只有生性敏感的人才能感染上結核病。在關於憂鬱的古代思想的漫長歷史中,有關結核病的神話構成了其中最重要的一章——根據四體液說,[2] 結核病是藝術家的病。憂鬱人物——或結核病患者——是卓然而立的人物:他敏感,有創造力,形單影隻。儘管結核病可能使濟慈和雪萊飽受折磨,但雪萊安慰濟慈說,「肺病是一種偏愛像你一樣寫好文章的人………」把結核病與創造性聯繫起來的這種陳見是如此根深柢固,以致十九世紀末的一位批評家

2　四體液說為古希臘名醫希波克拉底所創。

把文學藝術在當時的衰落，歸因於結核病的逐漸消失。

　　然而，有關結核病的神話提供了不只是關於創造力的解釋，還提供了一種不再局限於藝術家小群體的重要的波希米亞生活方式。結核病患者成了脫俗者，一個沒完沒了地尋找那些有益健康之處的流浪者。從十九世紀初開始，結核病成了自我放逐和過一種旅行生活的新理由（在此之前，無論是旅行，還是隔離於療養院，都還沒有被當作治療結核病的一種方法）。有一些特別的地方，被認為有益結核病人的康復：在十九世紀初是義大利，隨後是地中海或南太平洋上的那些島嶼；在二十世紀，則是高山和沙漠──所有這些風景名勝之地，依次被浪漫化了。濟慈的醫生建議他去羅馬；蕭邦則在西地中海的那些島嶼上試試運氣；羅伯・路易・史蒂文生選擇了太平洋做為流浪之地；D. H. 勞倫斯則轉遍了半個地球。[3]浪漫派把疾病當作

3 「具有一種奇特的諷刺意味的是，」史蒂文生寫道，「當我們患病時，我們被送去的那些地方，景色總是特別優美……我敢說，當患者接到放逐判決時，並不感到特別難受，並不把生病這回事當作生命中最不走運的事件。」不過，正如史蒂文生接下來所描繪的那樣，這種被迫放逐的體驗，並不那麼愉快。結核病人難以享受他的好運：「對他來說，整個世界都失去了魅力。」──作者註

自己悠哉遊哉的生活和逃避資產階級義務的託辭，為的是只為自己的藝術活著。這是從世界抽身引退，不去承擔做決定的責任——這便是《魔山》的故事情節。年輕的漢斯‧卡斯托普通過考試後，在赴漢堡一家造船公司任職前，去達沃斯（Davos）療養院看望患結核病的表哥，在那裡盤桓了三個星期。正當他要「下山」的時候，醫生診斷出他的肺部出現了一片陰影。於是他在山上繼續待下去，一待便是七年。

正是透過把眾多或許是倒錯的欲念加以合理化，並把它們轉化為文化面的虔信，有關結核病的神話才能在將近兩百多年的時間裡，面對無可辯駁的人類體驗和日積月累的醫學知識而留存下來。儘管在十九世紀下半葉一度出現了對結核病浪漫崇拜的某種程度的反擊，但到十九世紀結束，甚至一直到我們這個世紀，結核病仍保住了其浪漫特徵——做為一種優越品性與一種適宜的柔弱的標誌。它仍是劇作家歐尼爾（O'Neill）《長夜漫漫路迢迢》（*Long Day's Journey into Night*）中敏感的青年藝術家們的疾病。像《魔山》一樣，1924年卡夫卡去世當年發表的書信集彙集了他對結核病的意義的思考。《魔山》中的冷嘲熱諷大多是衝

著漢斯・卡斯托普而來的,他是一個古板的市民,卻染上了做為藝術家專利的那種疾病——這是因為,曼的這部小說是後來當他對有關結核病的神話有了自我意識後創作的,是對這種神話的評論。即便如此,這本書仍反映出了這種神話:那位市民的確是因患上了結核病才變得優雅起來。死於結核病,在當時仍然是神祕的,而且(常常)被認為是富於啟示性的,直到西歐和北美實際上再不會有人死於結核病前,人們一直抱持這種看法。儘管因衛生條件改善,使1900年後結核病的患病率開始急劇下降,但結核病患者的死亡率卻依然居高不下;直到1944年發現鏈黴素和1952年採用異煙肼(isoniazid)從而最終找到了恰當的治療方法後,神話的力量才被解除。

如果讀者仍覺得難以想像這樣一種令人恐懼的疾病的現實怎麼會如此荒謬地被歪曲,那不妨考慮一下出現在我們這個時代的與之不相上下的一種扭曲行為,那種感到有壓力、需要去表現自我的浪漫姿態導致的扭曲行為。被扭曲的對象,當然不是癌症——這是一種沒有人想加以美化的疾病(儘管它也履行了十九世紀結核病的一些隱喻作用)。在二十世紀,被當作高超感受力的標誌、能夠顯示

「超凡脫俗的」情感和「憤世嫉俗的」不滿情緒的那種討厭的、折磨人的疾病，是精神錯亂。

與結核病相關的那些幻想，和與精神錯亂相關的那些幻想，具有很多相似之處。兩種疾病都要求隔離。患者被送到「療養院」（這是一個通用詞，對結核病人來說，意味著診所，同時，它又是對瘋人院最常用的委婉說法）。一旦被隔離，病人就進入了一個具有特殊規則的雙重世界。像結核病一樣，精神錯亂也是一種放逐。「心靈旅程」這個隱喻，是與結核病相關的那種有關旅行的浪漫觀念的延伸。為了治好病，病人不得不從日常生活中被隔離出來。並非偶然的是，對一種被認為對於治療有益處的極端心理體驗——無論這種體驗是因藥物而起，還是因心理幻覺所致——最常使用的隱喻是「旅行」。

在二十世紀，以前附著於結核病的那一大堆隱喻和態度分裂開來，被分派給了兩種疾病。有些結核病特徵到了精神錯亂那兒：精神錯亂者被看作是一個情感大起大落的人，狂熱而不計後果，是一個太過敏感以致不能承受這個粗俗而平凡世界的充滿恐懼的人。有些結核病特徵到了癌症那兒——這裡所說的是痛苦，它可不那麼容易被浪漫

化。不是結核病，而是精神錯亂，成了當今我們有關自我
超越的那種世俗神話的表達。對疾病的浪漫看法是：它啟
動了意識；以前是結核病充當著這個角色，現在輪到精神
錯亂了，它被認為能把人的意識帶入一種陣發性的悟徹狀
態中。把瘋狂浪漫化，以最激烈的方式反映出當代對非理
性的或粗野的（所謂率性而為的）行為（發洩）的膜拜，
對激情的膜拜，而對激情的壓抑，當初被認為是結核病的
誘因，現在又被認為是癌症的誘因了。

5

在〈威尼斯之死〉（Death in Venice）中，激情導致了
那一切曾使居斯塔夫・馮・阿申巴哈顯得出類拔萃的品
質——他的理智、他的自制以及他的講究的崩潰。隨後，
疾病進一步削弱了他的這些品質。在小說末尾，阿申巴哈
徒然剩下一重身分，即成了霍亂的又一個受害者，他最終
的墮落，正表現在他居然屈服於這種為害當時眾多威尼斯
人的疾病。但當《魔山》中漢斯・卡斯托普被發現染上結

核病時，卻被認為是一種人格提升。漢斯的病將會使他變得比他以前任何時候都更為獨特，更加聰明。在前一部小說中，疾病（霍亂）是對暗戀之愛的懲罰，在後一部小說中，疾病（結核病）則成了愛的表達。霍亂是一種致命的疾病，回過頭來看，它使複雜的自我簡化了，把自我降格為對帶病環境的屈服。而結核病卻使人有個性，使人從容地面對這種環境。

　　曾使結核病顯得如此有趣——或如通常表述的那樣，如此浪漫——的東西，同時也使結核病成了一道符咒，一種奇特恐懼的來源。與過去那些波及感染區每一個成員的大流行病（腺鼠疫、斑疹傷寒、霍亂）相比，結核病被認為是使患者與社群隔離開來的疾病。無論結核病的發病率在某社群中有多高，結核病——如同當今之癌症——都似乎總是個人的一種神祕疾病，是一支可以射中任何一個人的致命之箭，它一個接一個地挑選出犧牲品。

　　正如霍亂病人死後的情景，過去，在結核病人死後，常常有焚燒死者的衣服和其他一些物品的慣例。「那些野蠻的義大利人差不多快幹完他們魔鬼般的勾當了，」在濟慈死於西班牙廣場附近那個小房間裡後兩個星期，他的友

伴約瑟夫・瑟文（Joseph Severn）於1821年3月6日從羅馬寫信說：「他們燒掉了全部的家具——現在他們正在刮牆皮——換新窗子——新門——甚至換新地板。」然而，結核病之所以令人感到恐怖，不僅在於它像霍亂一樣是一種傳染病，還在於它似乎是一種隨意而為、不可理喻的「*污染*」。人們寧可相信結核病是遺傳的（想想濟慈、布朗特、愛默生、梭羅和托勒普家族[Trollope]反覆出現結核病），也寧可相信結核病顯示出結核病患者具有某種與眾不同的特別之處。以類似的方式，人們舉出證據說，存在著易患癌症的家庭，癌症中可能存在著一種遺傳因素，而全然不顧事實：嚴格說來，癌症是一種能夠侵襲任何一個人的疾病。染上霍亂或斑疹傷寒的人不會問：「為什麼是我？」然而，「為什麼是我？」（其含意是「這不公平」）這個問題，卻是眾多得知自己患上了癌症的人提出的問題。

不管結核病如何被歸因於貧窮和不健康的環境，人們仍然認為，要感染結核病，某種內在的癖性是不可或缺的。醫生和門外漢都深信存在著一種結核病性格類型的人——正如當今人們深信存在著一種易患癌症的性格類型，這種看法遠非局限於民間迷信，它以最先進的醫學思

想的面目出現。與當代那種據認為易患癌症的性格類型的怪物——那些不動感情、克制和壓抑的人——比起來，十九世紀的想像力所揮之不去的那種易患結核病的性格類型，是一種由兩種不同幻想混合而成的混合體：這種類型的人既充滿激情，又感到壓抑。

在十九世紀的疾病中，梅毒是另一種聲名狼藉的病災，它一點也不神祕。感染梅毒，是一個可預測的結果，通常是與梅毒攜帶者發生性關係所致。因此，在所有那些附著於梅毒之上的充滿犯罪感的性污染幻想中，不存在一種獨特的被認為特別容易感染該病的人格類型（如結核病曾經被認為和癌症當今被認為的那樣）。梅毒人格類型是指那些已染梅毒的人（易卜生《群鬼》（*Ghosts*, 1881）中的奧斯華，《浮士德博士》（*Doctor Faustus*, 1947）中的阿德里安‧萊弗庫恩），而不是那些有可能感染的人。梅毒有一種天懲的作用，意味著（對不正當的性關係和嫖妓行為的）一種道德審判，而不是心理審判。結核病這種曾經一度如此神祕的疾病——正如當今癌症之神祕——卻令人想到要對該疾病做更深刻的評判，既是道德審判，又是心理審判。

●

　　古代世界對疾病的思考，大多把疾病當作上天降罪的工具。這種上天的審判，要麼降臨於一個群體（在《伊里亞德》第一部中，阿波羅為懲罰亞格農誘拐克里西斯的女兒而讓阿凱亞人染上鼠疫；在《伊底帕斯王》中，伊底帕斯國王所犯罪行，使鼠疫席捲了底比斯王國），要麼降臨於某個單獨的人（菲洛克蒂特斯[1]的腳部惡臭的傷口）。而為現代幻想所包圍的那些疾病——結核病和癌症——則被視為自我審判、自我背叛。

　　一個人的心靈背叛了他的肉體。「我的頭和肺在我不知曉的情況下達成了協定，」卡夫卡在1917年9月致馬克斯·布羅德的信中談到自己的結核病時說。或者，一個人的肉體背叛了他的情感，如湯瑪斯·曼後期的小說《黑天鵝》（*The Black Swan*）中那個上了年紀的女主角，她天真地愛上了一個年輕人，錯把實際上是癌症的大出血當作了月經的重新來臨。肉體的這種背叛，被認為有其自身的內在邏輯。佛洛伊德「開口講話時……顯得很漂亮，」威

1　菲洛克蒂特斯（Philoctetes）為希臘神話中的戰士。

廉・賴希回憶道,「可後來,正是在這個部位,在他的嘴部,癌症擊中了他。我對癌症的興趣也正始於此。」這種興趣,讓賴希就致命性疾病與受該疾病羞辱的患者的人格之間的關聯,提出了自己的一種看法。

　　就前現代對疾病的看法而言,性格的角色局限於患者患病之後的行為。像任何一種極端的處境一樣,令人恐懼的疾病也把人的好品性和壞品性統統暴露出來。然而,對流行病常見的描述,則側重於疾病對人格的毀滅性影響。史家們越是不受這種先入之見:疾病是對邪惡的懲罰的左右,他的描述就越發有可能強調該流行病的擴散所彰顯的道德墮落。即便該流行病不被認為是上天對某個群體的審判,但只要從結果一路追溯到源頭,它勢必就變成了上天對該群體的一種審判,似乎它啟動了道德和風尚的不可阻擋的墮落。希臘史學家修昔提底斯(Thucydides)談到西元前430年雅典爆發的鼠疫如何造成了混亂和無法無天(「及時行樂的作風取代了榮譽感與得體的舉止」),又如何腐化了語言本身。薄伽丘對1348年大鼠疫的描述——見《十日談》前幾頁——所持的觀點不外乎是:佛羅倫斯的公民行為太不檢點。

　　與這種描繪在流行病引發的驚恐中,忠誠和愛情如何

分崩離析的充滿輕蔑意味的文字不同，有關現代疾病的描述——在這類描述中，上天的審判落在了個人而不是整個社會的身上——似乎過於忽視人們是多麼可憐地被告知自己將不久於人世的事實。致命的疾病總是一直被視為是一種對道德人格的考驗，但在十九世紀，誰都極不情願通不過這種考驗。那些有德之人在落入死亡之路時只是變得更加有德而已。這已成為小說中描繪結核病患者的死亡時採用的慣例，與之配套的，是對結核病的鍥而不捨的靈性化，以及對結核病的恐怖景象的感傷化。結核病為那些道德沉淪者提供了一種獲得救贖的死法，如《悲慘世界》中的年輕妓女芳婷，或者為那些有德之人提供了一種獻身的死法，如瑞典小說家塞爾瑪・拉格洛夫（Selma Lagerlöf）《幽靈戰車》（*The Phantom Chariot*）中的女主角。甚至那些極有德行的人，當染上這種疾病而命在旦夕時，他們的道德境界就提升到了新的高度。在《湯姆叔叔的小屋》中，小伊娃在她生命最後的幾天裡懇求父親做一個真正的基督徒並釋放奴隸。在《鴿翼》中，米莉・蒂爾一旦獲悉她的追求者原來是一個金錢追逐者後就立了一份遺囑，寫明把財產留給他，隨後就撒手人寰了。《董貝父子》中說：「從某種潛在的、自

己還不十分明瞭的情理中，[保羅]感覺到，他對那裡幾乎所有的物和人，都萌生出了一種越來越強烈的情感衝動。」

對那些不被這麼感傷地加以描繪的人物來說，疾病被看作是為他們提供了一個最終行善的機會。至少，疾病的不幸能夠擦亮人的眼睛，使他看清一生中的種種自欺和人格的失敗。伊凡・伊里奇用謊言來掩蓋他的沉痾──他患了癌症，卻對妻兒隻字不提──而這些謊言使他意識到他整個人的一生無非是一個大謊；在他彌留之際，平生第一次，他變得誠實了。黑澤明的電影《生之欲》（*Ikiru*, 1952）中，那個年屆六旬的公務員在獲悉自己的胃癌已到末期後，辭去了工作，投身鄰近一個貧民窟的服務工作，反對他曾為之效勞的官僚體系。只有一年可活了，渡邊想做一些有意義的事，想救贖他平庸的生命。

6

在《伊里亞德》和《奧德賽》中，疾病以上天的懲罰、魔鬼附體以及天災的面目出現。對古希臘人來說，疾病要

不是無緣無故，就是受了報應（或因個人的某個過失，或因群體的某樁罪過，或因祖先的某起犯罪）。隨著賦予疾病（正如賦予其他任何事情）更多道德含意的基督教時代來臨，在疾病與「受難」之間漸漸形成了一種更緊密的連結。把疾病視為懲罰的觀點，衍生出疾病是一種特別適當而又公正的懲罰的觀點。蘇格蘭詩人亨利生（Henryson）《克萊西德的遺囑》（*The Testament of Cresseid*）中克萊西德的痲瘋病，以及《危險的誘惑》（*Les Liaisons dangereuses*）中梅托葉夫人的天花，都暴露出了美麗的撒謊者的真實面目——一種最不經意的顯露。

在十九世紀，疾病吻合患者人格如同懲罰之適於罪犯的觀點，被疾病乃人格之顯現的觀點所取代。疾病會受到意志的挑戰。「意志顯示自身為有機體，」叔本華寫道，但他否認意志本身會出問題。要從疾病中康復，就得依靠意志，而意志「為了收復身體的反叛勢力而獲得了專橫的力量」。比叔本華早一代，有一位名叫畢夏（Bichat）的傑出醫生，曾採用過類似的意象，把健康比作「諸器官的平靜狀態」，而疾病則是「諸器官的反叛」。疾病是透過身體說出的話，是一種用來戲劇性地表達內心情狀的語言：是一種自我表達。果

代克把疾病描繪成「一種象徵，一種內部發生的事態的外顯，是那個『它』上演的一場戲劇……。」[1]

根據前現代有關均衡人格的理想，情感發洩理當有所節制。行為應受限制，以防踰矩。因而，當康德把癌症當作修辭手段使用時，癌症就似乎變成了情感過度的一個隱喻。「對純粹實踐理性來說，激情無異於癌症，而且通常無可救藥，」康德《人類學》(*Anthropologie*, 1798)中寫道，「激情是……不幸的情態，它孕育出眾多的邪惡。」這使人聯想到古代在癌症與懷孕之間建立的那種隱喻性關聯。當康德把激情（這就是說，極端的情感）比作癌症時，他無疑利用了前現代有關這種疾病的看法以及浪漫派出現前對激情的一種評價。不久，人們將以肯定得多的方式看待激烈的情感。「世上再也沒有誰像愛彌兒那樣不善於掩飾自己的情感，」盧梭說——他把這句話當作一句讚美之辭。

1　卡夫卡在1917年9月被診斷患了結核病後，在日記中寫道：「你肺部裡的感染不過是一個象徵，」是一個情感「傷口」的象徵，「這個傷口感染了那種被稱作 F [Felice，即卡夫卡的女友菲麗絲——譯者]的炎症。」在致馬克斯‧布羅德的信中，他寫道：「疾病在為我說話，因為我請求它這麼做。」在致菲麗絲的信中，他說：「我背地裡不相信自己患的病是結核病，至少一開始不是，毋寧說它是我的整體崩潰的一個症狀。」——作者註

　　當過度的情感得到肯定時,它們就不再被類比為一種可怕的疾病——那樣類比,是為了貶低它們。相反的,疾病被看作是豐富情感的表達。結核病是強烈的欲望表露無遺的一種疾病;不管結核病患者自己是否情願,結核病都顯露出患者自己不願表露的東西。人們不再在溫和的情感與過於強烈的情感之間進行對比,而是在隱蔽的情感與那些被顯現出來的情感之間進行對比。疾病透露出患者本人或許都沒有意識到的那些欲望。疾病——以及患者本人——成了需要破譯的對象。這些隱蔽的欲望現在被看作是疾病的誘發因素。「渴望而不行動之人,疫疾生焉,」布雷克(Blake)在〈地獄箴言〉(Proverbs of Hell)中寫道。

　　早期浪漫派想以渴念,以及對渴念的渴念,來尋求優越感。那些無力去把這些充滿活力和健全衝動的理想化為現實的人,被認為是結核病的理想人選。當代浪漫主義卻信奉與此相反的信條,那就是他人才是有強烈渴念的人,而自己(這些敘事作品總是以第一人稱出現)則少有渴念,或乾脆全無渴念。不動感情的現代浪漫自我,在十九世紀俄羅斯的小說中有其先驅者(俄國作家萊蒙托夫[Lermontov]《當代英雄》(*A Hero of Our Time*, 1840)中的皮卻林,杜斯

妥也夫斯基《群魔》[*The Possessed*]中的史塔夫洛金）；不過，這些先驅者仍然是英雄——魯莽，痛苦，自暴自棄，為自己感覺的無能而痛苦（甚至他們那些陰鬱的、僅僅耽於自我感覺的後裔們，如沙特《嘔吐》（*Nausea*）中的洛克坦和卡繆《異鄉人》（*The Stranger*）中的莫爾索，也對感覺無能感到困惑）。充斥於美國當代小說中的那種處世消極、情感漠然的反英雄形象，是刻板乏味的人，或者是耽於淫樂而又無情的人；他們不自暴自棄，而是謹慎；既不情緒波動，不魯莽衝動，也不殘酷無情，他們只不過與世疏離罷了。根據當代有關癌症的神話，他們是癌症的理想人選。

●

不再把疾病視為對道德人格應有的懲罰，而把它當作內在自我的發洩，這看起來似乎不那麼像是說教。但結果卻證明，這種看法有同等的道學氣和懲戒性，甚至有過之。那種認為疾病是人格之表達的浪漫觀點，不可避免地與兩種現代疾病（過去的結核病，現在的癌症）一起被衍生，從而斷定人格可以誘發疾病——這是因為，人格沒有向外表達自己。激情由此轉向內部，驚擾和妨礙了最幽深

處的細胞。

　　「病人自己創造了自己的病，」果代克寫道，「他就是該疾病的病因，我們用不著從別處尋找病因。」「桿菌」在果代克所開列的那份純粹「外在病因」的名錄中高居首位──隨後是「寒冷、暴食、暴飲、工作以及其他種種病因」。他堅持認為，「正因為察看我們的內部會引起不快，」所以醫生情願「以預防、消毒等方式來對付外部病因，」而不正視那些真正的、內在的病因。卡爾・門寧傑認為：「疾病之誘因，部分來自外界對患者的影響，但更多則來自患者對待世界的方式，來自他對待自己的方式……」這種荒謬而又危險的觀點試圖把患病的責任歸之於患者本人，不僅削弱了患者對可能行之有效的醫療知識的理解力，而且暗中誤導了患者，使他們不去接受這種治療。據認為，治療主要取決於患者的自愛能力，這種自愛能力已經受了痛苦的考驗，或已遭到了削弱。凱瑟琳・曼斯菲爾德於1923年，也就是去世前一年，在《日記》中寫道：

　　　這一天糟透了……疼痛難忍，虛弱，等等。我什麼也做

不了。虛弱不僅僅是身體上的。在我治好我的病以前，**我必須先治好我的自我……必須把它分開來治**，而且事不宜遲。我遲遲沒有好轉，它才是根本的病因。我沒有控制好我的情緒。

曼斯菲爾德不僅認為「自我」是致使她罹病的病因，而且認為，只要她能治好「自我」，她就有可能治好已入膏肓、毫無指望的肺病。[2]

不論是有關結核病的神話，還是當今有關癌症的神話，全都認定患者自己對患上疾病負有責任。不過癌症意象更具懲罰性。從用來判斷性格和疾病的浪漫主義價值來看，患上一種據認為是因激情太多而導致的疾病，還有一些榮耀可言。然而，對一種據認為源自情感壓抑的疾病而言，通常就只剩下恥辱了——這種輕蔑感，在果代克、賴希以及那些受他們影響的眾多作家的觀點中屢見不鮮。那

2　約翰・米德爾頓・默里寫道，曼斯菲爾德「漸漸認定她身體的健康取決於自己的精神狀態。從此，她一心尋找某種治療靈魂的方法；真令人遺憾，她最終打定主意，決定放棄真正的治療，倒好像她身體上的重病不過是次要的，甚至，只要可能，就當它不存在。」——作者註

種把癌症當作是因表達無能而患上的一種疾病的觀點，把
罪咎歸於癌症患者；這種觀點聊表同情之心，卻也同時傳
達出輕蔑之意。在英國作家奧登（Auden）寫於1930年代
的一首詩裡，有一位吉小姐，她「從一對恩愛夫妻身邊走
過」，然後「躲開了自己的目光」。接下去的詩句是：

吉小姐雙膝跪倒，
跪倒在道旁；
「別讓我受誘惑，
讓我做個好女孩。」

日夜在她身邊流淌，
如浪花拍打著康瓦耳郡的船骸；
她把衣扣一直扣到衣領處，
騎車去了醫生家。

她騎車到了醫生家，
伸手按了診所門鈴；
「噢，醫生，我感覺不妙，

我身體有病。」

湯瑪斯醫生替她做檢查，

查了一遍又一遍；

他走到他的洗臉盆，

說：「為何不早點來？」

湯瑪斯醫生坐在餐桌旁，

儘管他的太太還沒敲晚餐鐘，

他把麵包揉成團；

說：「癌症真是好玩。

「無人知曉癌症的病因，

儘管有人裝作知曉；

就像一個隱藏的刺客，

等著給你一刀。

「不能生育的女人會得癌症，

退休的男人亦難倖免；

好像一定要有個出口，

好釋放受阻的創造之火。」

結核病人或許可能是一個反叛者或不適應社會的人，癌症人格則被以簡單得多的方式加以看待，而且帶著居高臨下的憐憫意味，人們將其視為生活的一個失敗者。拿破崙、尤里西斯・葛蘭特[3]、羅伯・塔夫特[4]和韓福瑞[5]都患有癌症，其患病原因被診斷為政治上的失敗和壯志受阻。而對那些雖死於癌症卻較難歸類於失敗者行列的人，如佛洛伊德和維根斯坦（Wittgenstein），則有另外一種診斷法，說他們患上癌症，是為他們終生否棄本能的那些行為而受到可怕的懲罰（幾乎沒有人想得起法國詩人蘭波[Arthur Rimbaud]也死於癌症）。與此形成對比的是，那種偏愛濟慈、愛倫・坡、契訶夫（Chekhov）、西蒙・維爾、艾蜜莉・勃朗特和尚・維果[6]的疾病，則既被當作神明的顯

---

3 尤里西斯・葛蘭特（Ulyses S. Grant）為美國內戰時聯軍總司令，美國第十八任總統。

4 羅伯・塔夫特（Robert A. Taft）曾任美國參議員。

5 韓福瑞（Hubert Humphrey），於1965-69年曾任美國副總統。

6 西蒙・維爾（Simone Weil）與尚・維果（Jean Vigo）均為法國電影導演。

現，又被當作對失敗的裁決。

7

　　與結核病比起來，癌症一般不被認為是一種適合浪漫人格的疾病，這也許是因為毫無浪漫可言的抑鬱之感已驅散那種有關憂鬱的浪漫觀念。「不難發現，美之事物若要臻於完美的極致，一種適宜的憂鬱情調總是不可或缺的，」愛倫・坡寫道。但抑鬱卻是那種去掉了憂鬱的魅力的憂鬱——這魅力便是生機和衝動。

　　越來越多的文學作品和研究都在支持這種有關癌症的情感病因的理論，幾乎過不了一個星期，就會出現一篇新的文章，向一般大眾或別的什麼人宣布癌症與痛苦情感之間存在著具有科學依據的關聯。人們引述調查結果——多數文章參照了這些調查結果——說在被調查的數百名癌症患者中，據悉有三分之二或五分之三的患者感到壓抑或是對他們的生活感到不滿，並因父母親、情人、配偶或至交的去世、分手或離別引起的失落感而遭受痛苦。然而，同

樣可能的是，在同等數目的沒有罹癌的人中，大部分人也
會稱自己情緒低落，曾遭受過精神創傷：這根本就是人間
基本事況。對這些個案史的描述，採用的是一種特別直率
的語言，充滿了絕望的意味，充滿了對孤獨自我及對自己
老是不甚滿意的那些「關係」的不滿之詞和困惑之語，分
明打上了我們這個消費社會的烙印。這正是眾多美國人現
在用來描繪自身的語言。[1]

　　十九世紀的一些醫生所做的調查顯示，癌症與那個時
代的牢騷之間存在著高度的相關性。與那些無一例外地稱
自己從幼年起就一直有疏離感和孤獨感的當代美國癌症患
者不同，維多利亞時期的癌症患者談到的是生活的忙碌、
工作和家庭責任的重負，以及喪親的痛苦。這些患者不像
當今美國的癌症患者那樣對自己的生活大發不滿之詞，且
不去思考「有意義的關係」帶來的那些滿足感到底是什
麼，以及建立這種關係是否可能。醫生們從他們的癌症患
者的憂傷、焦慮（最常見於生意人和大家庭裡的主婦）、
捉襟見肘的經濟狀況、突然逆轉的運氣以及繁重的工作中
尋找癌症的病因或容易引發癌症的因素——或者，如果患
者是事業有成的作家或政治家，就從憂傷、憤怒、用腦過

度中去尋找，從那種與勃勃野心形影相隨的焦慮中去尋找，從公共生活的壓力中去尋找。[2]

　　十九世紀的癌症患者據認為是因活動過量和情感過度而患上癌症的。他們的內心似乎充滿了不得不加以抑制的情感。做為預防癌症的一項建議，一位英國醫生勸告他的

1　最近一篇報載文章（〈你的人格會致你於死地嗎？〉[Can Your Personality Kill You?]）歸納了約翰·霍普金斯大學醫學院的卡洛琳·貝德爾·湯瑪斯（Caroline Bedell Thomas）醫生主持的一項研究的主要內容：「簡而言之，癌症患者是些低速檔的人，很少受情感爆發之害。自孩提時代起，他們與父母就有一種疏離感。」東賓夕法尼亞精神分析學會的克勞斯·巴恩森醫生（Claus Bahnson）和馬約·巴恩森（Marjorie Bahnson）醫生「描繪了一種否認自己有敵意感和壓抑感、否認自己有對孩提時代的情感缺失的記憶、否認在與人保持親密關係的問題上有困難的人格類型」。德州沃斯堡（Fort Worth）的一位名叫O·卡爾·西蒙頓（O. Carl Simonton）的放射學家對癌症患者兼用放射療法和心理療法，他把癌症人格描繪成具有「強烈自憐傾向而其建立和保持有意義關係的能力卻顯然殘缺不全」的人。紐約的心理學家和心理治療專家勞倫斯·勒山（Lawrence LeShan）在他1977年發表的著作（《為生活而戰：癌症起因的情感因素》[You Can Fight for Your Life: Emotional Factors in the Causation of Cancer, 1977]）中認為，「在大多數癌症患者中，普遍存在著一類人格類型」，以及一種為癌症患者所共有的在癌症惡化前就已確立的世界觀。他把「癌症患者的基本情感模式」劃分為三種：「童年期或青少年期，其標誌是疏離感」；成人期，其標誌是「有意義的關係」的缺失；最後是「認定生活毫無意義」。勒山寫道：「癌症患者幾乎無一例外地瞧不起自己，瞧不起自己的能力和潛力。」癌症患者「沒有情感和自我」。──作者註

患者「要避免過度消耗精力，要泰然面對生活的不幸；最重要的是，不要『陷入』任何悲傷」。這類斯多噶式的建議現已被取代，開出的新處方是自我發洩，包括從傾訴療法一直到尖叫療法等一系列療法。1885年，波士頓的一位醫生告訴「那些患有明顯良性乳房腫瘤的人保持心情愉快的好處」。今天，這種建議會被看作是在鼓勵某種形式的情感解離，而情感解離如今被認為容易使人患上癌症。

　　對癌的心理層面的通常描繪中，往往搬用自蓋倫以降的古老權威人士的話做為證據。蓋倫（西元二世紀人）認

2　赫伯・史諾（Herbert Snow）《癌症臨床筆記》（*Clinical Notes on Cancer*, 1883）一書中記錄的那些簡明的個案史中，有許多都記載了這句話：「總是麻煩不斷，工作繁重。」史諾是倫敦的腫瘤醫院的一名外科醫生，他看到的大部分患者都很貧窮。以下觀察結果頗為典型：「在140例乳腺癌患者中，有103例提到自己早年曾患心理毛病，工作繁重，或從事一些有損身心的職業。在187例子宮癌患者中，91例有類似經歷。」對那些生活舒適的癌症患者，醫生的觀察結果顯然不同。曾為大仲馬治療癌症的醫生G・馮・斯密特（G. von Schmitt）在1871年出版了一本關於癌症的書，他在書中列出了癌症的「主要病因」，即「長久伏案的研究工作、公共生活的動盪和焦慮、患得患失的野心、動輒發怒以及過度的悲傷」等。引自醫學博士薩繆爾・J・柯瓦爾（Samuel J. Kowal）的論文〈做為癌症病因的情感：十八和十九世紀的貢獻〉（Emotions as a Cause of Cancer: 18th and 19th Century Contributions），載於《精神分析評論》（*Review of Psychoanalysis*, 42, 3, July 1955）。——作者註

為「憂鬱的婦女」比「樂觀的婦女」更容易患乳腺癌。他
所說的憂鬱，是指一種具有複雜性格方面症狀的生理狀
態；對我們而言，這個詞僅指一種心理狀態。英國外科醫
生阿斯特利・古柏（Sir Astley Cooper）於1845年說：「悲
傷和焦慮」是乳腺癌「最常見的病因」之一。但十九世紀
的這些觀察與其說支持還不如說動搖了二十世紀後期的一
些觀念——對十九世紀的那種躁鬱症人格類型的描述與對
當今心灰意冷、自我憎恨、情感冷漠的癌症人格的描述正
好相反。就我所知，那些相信化學療法和免疫療法對癌症
具療效的腫瘤學家，沒有誰參與對某種所謂特定的癌症人
格的虛構之中。不用說，那種認為憂慮能影響免疫功能
（而且，在某些情況下，導致疾病免疫力下降）的假說，
與情緒導致疾病的觀點幾乎沒有共同之處，而且也沒有為
這種觀點提供什麼證據，更別提那種認為某種特定的情緒
導致某種特定疾病的觀點了。

　　當今有關現代癌症人格類型的臆測，可在十九世紀有
關結核病的著述中找到真正的先例和對應表述，在這些著
述中，以相近的術語加以表述的同樣的理論一直以來頗有
市場。紀登・哈維（Gideon Harvey）在他所著的《生病的

安格利克斯》（*Morbidus Anglicus*, 1672）中稱「憂鬱」和
「脾氣暴躁」是誘發結核病（他用了一個隱喻來稱呼結核
病──「侵蝕」）的「唯一原因」。在1881年，即羅伯‧科
赫發表論文宣布發現結核桿菌並指出結核桿菌是結核病的
首要病因的前一年，一本標準的醫學教材開列出結核病的
諸種病因：遺傳因素、不利的氣候、足不出戶的伏案生活、
通風不暢、日光不足以及「情緒抑鬱」。[3]儘管此內容在該
教材再版時不得不加以修改，但要過很長一段時間，這些
觀念才會失去可信度。卡夫卡在1920年致米雷娜（Milena）
的信中寫道：「我患的是心理疾病，肺部的疾病不過是我
的心理疾病的蔓延而已。」情緒導致疾病的理論被應用於
結核病，到二十世紀仍然相當流行，直到最終找到了治療
這種疾病的方法才告壽終正寢。這種理論在當今的時髦應
用──它把癌症與情緒消沉以及缺乏自信和對未來的信心
連結──可能像當初它被應用到結核病上一樣站不住腳。

3　見奧古斯特‧弗林特（August Flint）與威廉‧H‧韋爾希（William
　　H. Welch）合著的《醫學的原則與實踐》〈*The Principles and Practice of*
　　Medicine, 1881，第五版〉，引文瑞內‧杜波斯與讓娜‧杜波斯（René
　　and Jean Dubos）合著的《白瘟疫》（*The White Plague*, 1952）。──作
　　者註

●

　　根據歷史學家基斯・湯瑪斯（Keith Thomas）的描述，在十六世紀末期和十七世紀瘟疫肆虐的英格蘭，人們普遍相信「快樂的人不會感染瘟疫」。在傳染性質被弄清之前，愉快的心態能夠抵禦疾病，對各種傳染病而言，這種幻想可能都甚為流行。心態導致疾病，而意志力量可以治療疾病的此類理論，無一例外地透露出人們對於疾病的生理方面的理解何其貧乏。

　　此外，一種特別現代的偏好是對疾病進行心理方面的解釋，恰如它偏愛對其他任何東西進行心理解釋一樣。心理學解釋似乎為那些人們事實上控制不了或幾乎控制不了的經歷和事件（如染重疾）提供了控制方法。心理學解釋瓦解了疾病的「現實」。人們必須對現實進行解釋（它其實意味著什麼，或，它是什麼的象徵，或，它必須如何解釋）。對那些活著時既不接受宗教賦予死亡的那種慰藉、又不接受死亡（或其他東西）是一個自然過程的人來說，死亡是令人厭惡的神祕之事，是最終的羞辱，是不能控制之事。它只能被否棄。心理學的吸引力和說服力大部分來自它是一種昇華的唯心論：以一種世俗的、貌似科學的方

式肯定「精神」對物質的優先性。疾病這種無法避免的物質現實可以被賦予一種心理解釋。死亡本身也最終可以被看作是一個心理現象。果代克在《它之書》（他這裡談到的是結核病）中宣稱：「那些想死的人，那些不能承受生命的人，才會死。」自佛洛伊德和榮格開始，眾多的心理學思想都暗含死亡在當今是可以被戰勝的許諾。

　　至少，有人已作出了疾病能夠被戰勝的許諾。只要「生理」疾病被看作「心理」疾病，那它就變得不那麼真實了，不過，做為補償，它變得更有趣了。在整個現代歷史中，有關疾病的思考都傾向於不斷擴大心理疾病的範疇。事實上，當代文化中對死亡的否棄，部分是因為這種疾病範疇的極大擴展所致。

　　疾病範疇的擴展，依靠兩種假說。第一種假說認為，每一種對社會常規的偏離都可被看作一種疾病。這樣，如

4　這種觀點的一個早期的、在今天已處於守勢的表述，見於山繆・巴特勒（Samuel Butler）的《埃瑞洪》（*Erewhon*, 1872）。巴特勒指出犯罪是一種疾病，像結核病一樣，既可得之於遺傳，又可因不健全的環境所致，他以這種方式譴責病人。在埃瑞洪這個地方，那些犯謀殺、偷盜罪行的人被當作疾病患者一樣同情地對待，而患結核病卻被當作犯罪予以懲罰。——作者註

果犯罪行為可被看作是一種疾病的話，那麼，罪犯就不應該遭譴責或受懲罰，而是被理解（像醫生理解病人那樣）、被診治、被治療。[4]第二種假說認為，每一種疾病都可從心理上予以看待。大致說來，疾病被解釋成一個心理事件，好讓患者相信他們之所以患病，是因為自己（無意識地）想患病，而他們可以透過自己的意志力來治病；他們可以選擇不死於疾病。這兩種假說互為補充。第一種假說似乎在消除內疚感，而第二種假說卻又恢復了內疚感。有關疾病的諸種心理學理論全都成了一種把責任置於患者身上的有力手段。患者被告知是他們自己在不經意間造成了自己的疾病，這樣好讓他們感到自己活該得病。

8

　　疾病是懲罰這種觀點由來已久，對癌症來說，此類觀點尤其興盛。有一些說法，如與癌症「抗爭」或「征服」癌症；癌症是「殺手」疾病；癌症患者是「癌症犧牲品」。表面上看來，癌症似乎成了罪犯。但癌症患者也被弄得像

是犯了罪似的。廣為人們接受的那種有關疾病的心理學理論，把患病和康復的最終責任全都加在不幸的患者身上。不把癌症僅僅當作一種疾病來治療，而是當作惡魔般的敵人來對待，這種成見使癌症不僅被看作了一種不治之症，而且是一種羞恥之症。

　　在痲瘋病肆虐時期，它也曾引起類似大得不相稱的恐怖感。在中世紀，痲瘋病人被看作是社會性文本，從中可以看出社會的腐敗；是道德的一則勸諭，是腐化的一個象徵。沒有比賦予疾病以某種意義更具懲罰性的了——被賦予的意義無一例外地是道德方面的意義。任何一種病因不明、醫治無效的重疾，都具有意義。首先，內心最深處所恐懼的各種東西（腐敗、腐化、污染、反常、虛弱）全都與疾病劃上了等號。疾病本身變成了隱喻。其次，藉疾病之名（這就是說，把疾病當作隱喻使用），這種恐懼被移置到其他事物上。疾病於是變成了形容詞。說某事像疾病一樣，是指這事噁心或醜惡。在法語中，描繪被侵蝕的石頭表面時，依然用「像患痲瘋病似的」（lépreuse）這個詞。

　　流行病通常被用來做為描繪社會混亂的一種修辭手法。從腺鼠疫（pestilence）這個名詞派生出「致命的」

（pestilent）這個形容詞，根據《牛津英語辭典》，它的比喻意義是「對宗教、道德或公共安寧有害的」（第1513頁）；另一個派生詞「傷風敗俗的」（pestilential）的意思是「道德上有害的或惡劣的」（第1531頁）。對邪惡的感受被投射到疾病上。而疾病（被賦予了如此之多的意義）則被投射到世界上。

●

在過去，這類誇張的幻想經常被附著於那些群體性災難的流行病上。在最近的兩個世紀，那些最經常被當作邪惡之隱喻使用的疾病，是梅毒、結核病和癌症——這些疾病被想像成顯然屬於個體的疾病。

梅毒不僅被看作是一種可怕的疾病，而且是一種羞恥的、粗俗的疾病。反民主派人士用它來描述平等時代的瀆神行為。在為一直沒有完成的一部評論比利時的書所做的筆記裡，波特萊爾寫道：

每個人的血管裡都有共和精神，就像每個人的骨頭裡都有梅毒——我們全都被民主化了，被梅毒化了。

　　由於梅毒是一種腐化道德和損害身體的傳染病，它在十九世紀末期和二十世紀初期的反猶主義的辯論言論中，變成了一個常用的比喻。威廉・賴希在1933年指出：「對梅毒的非理性恐懼，是國家社會主義的政治觀及其反猶主義的主要來源之一。」但儘管賴希意識到《我的奮鬥》（*Mein Kampf*）令人厭惡地一再提到梅毒，從而把性和政治的恐懼投射到這種疾病上，他卻從未想到他自己反覆把癌症做為現時代的各種災禍的隱喻來使用，又把多少東西投射到了癌症上。實際上，做為隱喻，癌症可以比梅毒延伸得更廣。

　　做為隱喻，梅毒的功能有限，因為這種疾病本身不被看作是神祕的；只是可怕而已。病毒的遺傳（易卜生的《群鬼》），性冒險帶來的風險（法國小說家查爾斯—路易・菲利浦[Charles-Louis Philippe]的《蒙帕拿斯和比比》[*Bubu de Montparnasse*]，湯瑪斯・曼的《浮士德博士》）——這些，都充滿了對梅毒的恐懼。但沒有神祕。梅毒的病因是清楚的，而且被認為是單一起因的。梅毒是一件最恐怖的禮物，由一個可能對自己的梅毒一無所知的傳送者「傳給」或「帶給」一個對傳送者毫無疑心的接受者。與此不同，

結核病卻被看作是一種神祕的折磨，病因也各式各樣——
這就像當今，一方面每個人都承認癌症是一個懸而未決的
謎團，另一方面又大多承認癌症的病因是多重的。眾多的
因素都被認為應對癌症負責，諸如環境中誘發癌症的物質
（致癌物）、基因構成、免疫力和抵抗力的降低（因先前患
過病或遭受過情感折磨）、性格傾向等。許多研究者認為，
癌症不是只有一種，從臨床上說，有一百多種不同的癌
症，每一種都得單獨研究，而最終探索出來的治療方法將
是一系列不同的療法，每一種療法對應於一種癌症。

　　當今有關癌症多種成因的觀點，與以前那種長期流行
不過現已失信的有關結核病的觀點，有相似之處，這就暗
示著，癌症終究只有一種，而且正如結核病一樣，它將被
發現只存在一個主要病因，可由同樣的一套治療方案來控
制。實際上，正如路易・湯瑪斯（Lewis Thomas）醫師所
觀察到的，所有那些病因已被查明、並且能被控制和治癒
的疾病，最終都被證明只有一個生理原因——如雙球菌之
於肺炎，結核桿菌之於結核病，維他命缺乏之於糙皮
病——因此，極有可能，將來也會為癌症找到類似的單一
的東西（即單一的病因和單一的治療方法）。一種疾病只

有透過種種不同的病因才能夠做出解釋，這種觀點正好體現了看待那些尚不清楚病因的疾病之思考方式的特徵。正是那些被認為具有多重病因的（也就是說，神祕的）疾病，具有被當作隱喻使用的最廣泛的可能性，它們被用來描繪那些從社會意義和道德意義上感到不正確的事物。

●

　　結核病和癌症不僅一直被用來表達有關污染的恐怖幻想（如梅毒一樣），而且被用來表達有關力量、虛弱以及活力的一些相當複雜的情感。在超過一個半世紀的時間裡，結核病為雅致、敏感、憂傷、柔弱提供了隱喻性的對等物；而那些似乎冷酷、無情、損人利己之事，則被類比為癌症。（因此，波特萊爾於1852年在論文〈異教徒學校〉[L'Ecole païenne] 中指出：「對藝術的瘋狂激情，是吞食其他一切的癌瘤……」）結核病是一個曖昧的隱喻，既可以意指災禍，又可象徵高雅。癌症卻從來就只被看作災禍；在隱喻意義上，癌症是一種內在的野蠻狀態。

　　梅毒被看作是一種被動地感染上的疾病，是一種純屬偶然的災難。結核病曾被看作是一種活力、意志方面的疾

病，癌症現在也被這樣看待。對精力和情感的焦慮，對它們造成的災難的恐懼，全都被附著於這兩種疾病。患結核病，被認為顯示了活力的缺乏或活力的誤耗。「太缺乏活力……體質上也太弱。」——狄更斯在《董貝父子》中如是描繪小保羅。維多利亞時代關於結核病是一種低能量（以及高敏感性的）疾病的觀點，在賴希關於癌症是一種未發洩出來的能量（以及情感麻痺）的疾病的觀點中得到確切的補充說明。在一個創造性似乎無所限制的時代，人們擔心自己缺乏足夠的能量。在我們這個因經濟發展而導致破壞性的過度生產，以及官僚體制日益強化對個體的控制的時代，既存在著一種對太多能量的恐懼，又存在著一種對能量不允許被發洩出來的焦慮。

正如佛洛伊德有關本能匱乏的經濟學理論（scarcity-economics theory of instincts）一樣，十九世紀產生（並一直延續到我們這個世紀）的那些有關結核病的幻想，反映出早期資本主義對於累積的態度。人們那時只擁有有限的能量，得「用在刀刃上」（在十九世紀的英語俚語中，性高潮體驗被說成是「丟了」[spending]，而不是當今所說的「來了」[comming]）。能量，正如儲蓄，會因胡亂支出而

耗盡、耗空或用完。身體將因此而開始「銷蝕」自身，患者將「耗盡」。

用來描述癌症的語言讓人聯想到一種不同的經濟災難：不受節制的、畸形的、混亂的增長導致的經濟災難。腫瘤有能量，而不是患者有能量；「它」失控了。根據教科書的說法，癌細胞是脫離「限制」生長機制的細胞（由於人體內有一種所謂「接觸限制」的機制，正常細胞的生長是「自我限制的」）。癌細胞的生長是沒有限制的，它們會以一種「混亂的」方式不斷地生長和蔓延，破壞身體的正常細胞、構造和功能。

早期資本主義承認按計劃支出、儲蓄、結算以及節制——一種依賴對欲望進行理性限制的經濟——的必要性。結核病被描繪成了這麼一些意象，它們囊括了十九世紀經濟人的種種負面行為：消耗，浪費，以及揮霍活力。發達資本主義卻要求擴張、投機、創造新的需求（需求的滿足與不滿足的問題）、信用卡購物以及流動性——它是一種依賴欲望非理性耽溺的經濟。癌症被描繪成囊括了二十世紀經濟人的種種負面行為：畸形增長以及能量壓抑（拒絕消費或花費）。

●

　　像精神錯亂一樣，結核病被理解成一種偏執：是意志的失敗或情感過於強烈。不過，不管結核病如何令人望而生畏，它總能喚起同情。就像當今的心理疾病患者一樣，結核病患者被認為是十分脆弱、充滿自暴自棄衝動的人。十九世紀以及二十世紀初的醫生致力於使結核病患者恢復健康。他們開出的處方與當今開給心理疾病患者的處方異曲同工：宜人的環境、遠離壓力和家人、健康的飲食、運動以及休息。

　　但對癌症的那種理解，卻支撐著那些與此迥然不同、明顯充滿野蠻色彩的治療觀念。（經常從醫生和患者嘴裡聽到的一句流行於腫瘤醫院的俏皮話是：「比起癌症本身，治療要糟糕得多。」）根本就不可能有嬌慣癌症患者這回事。既然患者的身體被認為受到了攻擊（「入侵」），那唯一的治療方法就是反擊。

　　在對癌症的描述中，處於支配地位的那些隱喻事實上並不是取自經濟學，而是取自戰爭語言：每一位醫生，每一位留意的患者，即便他們或許不習慣，但全都熟悉這種軍事術語。於是，癌細胞不只是「增生」而已；而且，它

們具有「侵犯性」。（正如某本教科書所表述的那樣：「惡性腫瘤即使生長非常緩慢，也在入侵。」）癌細胞在推行「殖民化」，從其最初腫瘤的所在，一直推進到與腫瘤相距甚遙的身體其他部位，它們先是建立一些小小的前哨（「微小轉移」），儘管這些前哨的確切位置不能被偵察到，卻肯定存在。身體的「防衛陣地」的力量不足以消滅那種已建立自己的血液供給線、由數十億破壞性細胞大軍組成的腫瘤。不管外科手術的介入如何「猛烈」，不管對身體地形進行多少次「掃描」，緩解大多是暫時的；預計「腫瘤入侵」將捲土重來，或者，那些搗蛋的細胞最終將集結起來，對身體發動新一輪的進攻。

對癌症的治療也具有一種軍事風格。放射療法使用了空戰的隱喻；患者被放射線所「轟擊」。化學療法是化學戰，使用了有毒物。[1] 治療的目的是「殺死」癌細胞（同時希望不危及患者本人的性命）。患者被告知，甚至三番兩次地被告知，治療具有令人不快的副作用（「化療的痛苦」是一種屢見不鮮的說法）。健康細胞的被損害或毀壞在所難免（確實，用來治療癌症的某些方法本身就能引發癌症），不過，只要能拯救患者的生命，對身體的幾乎任何

損害都被認為是正當的。當然，這種療法經常不見效。（正如以下這句話裡包含的那種意思：「為拯救本蘇克[2]，我們不得不摧毀它。」）除了身體，一切都考慮到了。

　　隨著細菌在1880年代被確定為疾病的載體，軍事隱喻在醫學中第一次獲得了廣泛使用。細菌據說能「入侵」或「滲透」。然而，這種以包圍、戰爭等辭彙來描述疾病的言談方式，因癌症而在今天獲得了一種令人吃驚的明確性和權威性。不僅該疾病的臨床過程及醫學治療被如此描述，而且疾病本身也被視為敵人，整個社會將對其發動進攻。近來，針對癌症的戰爭聽起來像是一場殖民戰爭——政府為此投入同樣巨額的資金——在殖民戰爭進行得並不

1　含氮芥氣類的藥物（所謂烷基物）——如環磷醯胺（Cytoxan）——是第一代癌症藥物，先是用於白血病（此病以發育不全的白血球細胞的大量繁殖為特徵），後又用於其他種類的癌症。這些藥物被用於癌症，是受了第二次世界大戰臨近尾聲時一次漫不經心的化學戰實驗的啟發，那時，一艘裝載著氮芥氣的美國船隻在那不勒斯港被炸毀，船上大多數船員不是死於燒傷或大量吸入海水，而是死於白血球細胞數和血小板數的過於偏低（這就是說死於骨髓中毒）。
　化學療法與武器似乎如影相隨，恰如一個幻影。現代化學療法的首次成功運用，是針對梅毒：1910年，保羅・厄利希（Paul Ehrlich）把砷誘導劑（砷丸納明[Salvarsan]）引入梅毒治療，而這種藥物被稱為「魔術子彈」。——作者註
2　本蘇克（Ben Suc），越南西貢市西北方的小村莊。

順利的十年間，這種軍事化的語言也似在發威。對治療效果的悲觀主義看法在醫生們之間逐漸抬頭，儘管自1970年以來，化學療法和免疫療法已取得巨大進展。那些負責報導「對癌症的戰爭」的記者，不時提醒公眾要區分官方的誇誇其談與實際存在的嚴酷事實；數年前，一位科學作家發現，美國癌症學會宣稱癌症可被治癒，治療方法已取得進展，令人「聯想到在美國陷入越戰泥沼以前的那種越戰樂觀主義」。然而，對環繞癌症的那些浮詞巧語持懷疑態度是一回事，對眾多孤陋寡聞而又執意認為癌症治療方法並無顯著進展、癌症並非真能治癒的醫生表示支持，又是另一回事。美國癌症機構的庸人們不知疲倦地歡呼即將到來的對癌症的勝利，而眾多癌症專家卻持一種職業悲觀主義態度，他們說起話來，倒像是那些陷入漫長的殖民戰爭泥沼中充滿厭戰情緒的軍官──在有關癌症的這種軍事修辭中，此乃兩種孿生的變體。

●

隨著癌症意象延伸進入越來越宏大的戰爭體系，隨之產生了其他變體。正如結核病被表現為意識的精神化，癌

症被理解為是對意識的沉壓或消弭（被一個無知的「它」所沉壓或消弭）。就結核病的情形而言，患者是在消弭自己，使自己變得優雅，回歸到核心，即那個真實的自我。就癌症的情形而言，那些非智性的（即「原始的」、「幼稚的」、「隔代遺傳的」）細胞大量增生，患者於是被那個非我所取代。免疫學家把身體的癌細胞歸類為「非我」。

　　值得注意的是，比任何其他人都更賣力地推廣這套癌症心理學理論的賴希，居然也在生物圈裡發現了某種與癌症對等的東西：

　　　有一種致命的放射能存在於大氣中。你可以在諸如蓋氏計數器[3]等儀器上發現它的蹤跡。它具有沼澤似的性質……淤滯的、有害的水既不流動，也不新陳代謝。癌症也是如此，起因於有機體生命能量之流的淤滯。

　　賴希的語言具有無與倫比的自身連貫性。隨著癌症的隱喻用法獲得了可信度，癌症越來越被看作是賴希當初所

3　蓋氏計數器（Geiger counter）為一種偵測輻射量的儀器，以德國物理學家蓋華（Hans Geiger）之名命名。

認為的那樣，是一種宇宙病，是有機體所接納的所有那些
破壞性的外力的象徵。

　　結核病是源自病態的自我的病，而癌症卻是源自他者
的病。癌症依據科幻小說的故事情節而逐步展開：是「異
己的」或「突變的」細胞的入侵，其力量比正常細胞要強
大（如電影《變體人》[*Invasion of the Body Snatchers*]、《聯
合縮小軍》[*The Incredible Shrinking Man*]、《幽浮魔點》
[*The Blob*]、《怪形》[*The Thing*] 中的情形）。一個常見的科
幻小說情節是：發生了突變，要麼是外太空的異形物來到
了地球，要麼是人類自身中偶然發生了異變。癌瘤可以被
描繪成已經大獲全勝的一種突變，而突變現在成了有關癌
症的一個主要意象。做為癌症的一種心理起源說，賴希所
提供的這幅意象——能量受阻，不被允許向外釋放，因而
只得返回自身，迫使細胞處於瘋狂狀態——已經成了科幻
小說的創作素材。而賴希提供的另一幅意象，即大氣中存
在著死亡——所謂死亡，乃指一種致命性的能量，它在蓋
氏計數器上可觀測到——則顯示出科幻小說中有關癌症的
意象（癌症是一種由致命性放射線所導致，又以致命性放
射線來治療的疾病）在多大程度上反映了人們對癌症的集

體夢魘。起初是恐懼自己暴露在原子輻射中，會導致下一代的基因突變；但是，隨著統計資料開始顯示廣島和長崎兩地的倖存者及其後代中癌症患病率大大偏高，這種恐懼就被另一種恐懼所取代了。

　　癌症成了那些擁有極其可怕能量的東西的一個隱喻；這些能量最終將損害自然秩序。在湯瑪索・朗多費（Thommaso Landolfi）創作的一部科幻小說故事裡，那艘太空船被稱作「癌症女王」（作家很難在結核病隱喻的範圍內，想像出一艘名為「肺病女王」的無畏戰艦）。當癌症還沒來得及被當作潛伏於自我深處的某種心理之物時，就被加大誇張，並被投射進了一個隱喻，來喻指最強大的敵人以及最遠大的目標。因而，甘迺迪承諾讓美國人上月球，尼克森則承諾「征服」癌症。兩者都是充滿科幻小說色彩的冒險。與設立太空計畫的立法相對應的，是1971年通過的聯邦癌症法案（National Cancer Act），該法案並不去正視那些能控制造成污染的工業經濟的切實可行的決議──它只有一個大目標：治療。

　　結核病曾是一種效勞於某種具有浪漫色彩的世界觀的疾病。如今，癌症所效勞的，卻是一種過於簡化的世界觀，

一種有可能轉變成狂想症的世界觀。癌症經常被認為是妖魔附體的一種形式——腫瘤是「惡性的」，或者是「良性的」，像是各種勢力——眾多的癌症患者被嚇破了膽，忙不迭地去尋找靈療者，好除去身上的妖魔。以團體的形式支持諸如苦杏仁苷（Laetrile）之類有危害性的祕方的主要社會組織，是一些極右團體，對這些充滿偏執狂色彩的政治團體來說，一種有關癌症奇蹟治療法的幻想，以及一種對不明飛行物之存在的信念，是不無用處的補充。（約翰‧伯奇學會[John Birch Society]發行了一部長達四十五分鐘的影片，片名叫《無癌的世界》[*World Without Cancer*]。）對那些思想更複雜一些的人來說，癌症標誌著受到傷害的生態圈的反叛：是大自然對受邪惡技術統治的世界的報復。那些拿給一般大眾看的粗略的統計數字，諸如百分之九十的癌症是「因環境造成的」，或者因飲食不當和吸菸而患癌症去世的人占癌症患者死亡總數的百分之七十五，既喚起了一些不切實際的希望，又引發了毫無理性的恐慌。伴隨著這種數字遊戲的（任何此類有關「所有癌症」或「所有患癌症而死亡的人」的統計數字都難以站得住腳），是一長串我們原先用之不疑、現在卻被發現有

致癌性的產品清單，如紙菸、染髮劑、燻肉、糖精、以賀
爾蒙餵養的家禽、殺蟲劑、低硫煤等等。X光是致癌的（原
本用來救治人的東西反倒成了致人於死地的東西）；同樣
的，來自電視機、微波爐和螢光鏡面的放射線也是致癌
的。正如梅毒一樣，當下的一次無知或隨意的行為——或
暴露——都可能造成未來的悲慘後果。同樣的，眾所周知
的是，眾多產業工人的患癌率很高。儘管隱藏在這些統計
數字背後的導致癌症的確切原因尚不清楚，然而，有一點
似乎是清楚的，那就是許多癌症可以預防。但是，癌症並
不僅僅是工業革命所帶來的一種疾病（例如生活純樸的阿
卡狄亞地區 [Arcadia] 也存在癌症），也肯定不僅是資本主
義的一種罪孽（俄羅斯人的工業生產能力有限，但污染卻
比美國人嚴重）。當今廣為流傳的把癌症視為工業文明的
一種疾病的觀點，與那些極右團體的「無癌的世界」（如同
一個沒有破壞分子的世界）的幻覺一樣，在科學上都站不
住腳。兩者都建立在一種癌症分明是一種「現代」疾病的
錯覺上。

　　中世紀對瘟疫的體驗，擺脫不了道德污染這類頑固的
觀念，人們總是在瘟疫肆虐地區之外尋找一個代罪羔羊

（全歐洲各地對猶太人前所未有的大屠殺，發生在1347年到1348年，而一旦瘟疫結束，大屠殺就立刻停止了）。而就現代疾病而言，就不那麼容易把代罪羔羊從患者本人身上分離出去。但隨著這些疾病變得越來越個體化，它們同樣也吸納了流行病的一些隱喻。（那些僅僅被看作是流行病的疾病，做為隱喻，越來越派不上用場，譬如人們幾乎全然遺忘了1918年到1919年間的那場流行性感冒，就是一個明證，在那場流行性感冒中，死去的人比第一次世界大戰四年間死去的人還要多。）如今，說癌症是因「環境」所致，就如同過去——現在仍是如此——或說癌症是因情緒失調所致一樣，都已成為老生常談。過去，結核病被認為與污濁有關（南丁格爾認為結核病是「因屋內髒空氣所致」），而現在，癌症被認為是整個世界的污染導致的一種疾病。結核病曾被看作是「白瘟疫」。現在，由於人們對環境污染的敏感，他們開始認為，存在著一種癌症「流行病」，或者是癌症「瘟疫」。

9

　　疾病常常被用作隱喻，來使對社會腐敗或不公正的指控顯得活靈活現。傳統的疾病隱喻主要是一種表達憤怒的方式；與現代隱喻相比，它們相對來說缺乏內容。以「政體」內部之感染這一常見的隱喻形式為本，莎士比亞發明了許多隱喻變體——不用費神在「傳染」、「感染」、「膿腫」、「瘡」、「潰瘍」和我們稱作「瘤」的那種東西之間進行細分。由於目的無非是抨擊，所以疾病只被分為兩類：一類雖然痛苦卻可治癒，另一類則可致人於死地。特殊的疾病被拿來充當一般疾病的樣本；任何疾病都沒有自身獨特的邏輯。疾病意象被用來表達對社會秩序的焦慮，而健康則是人人理當清楚明瞭的東西。此類隱喻不影響現代那種認為有一種特定的主導疾病的觀念存在，在這種現代觀念中，健康本身成了頗有爭議的東西。

　　諸如結核病和癌症這樣的大病，人們更是眾說紛紜，莫衷一是。人們用它們來提出有關個體健康的新重要指

標，用它們來表達對社會的不滿。伊莉莎白時期的隱喻被
用來表達對某種終究會波及個體的總體失調或公共災難的
不滿，與此不同，現代的隱喻卻顯示出個體與社會之間一
種深刻的失調，而社會被看作是個體的對立面。疾病隱喻
被用來指責社會的壓抑，而不是社會的失衡。它們不時出
現在浪漫派把心與腦、衝動與理性、自然與人工、鄉村與
城市對立起來的修辭中。

　　十九世紀早期發明了治療結核病的一種方法，即前往
氣候更適宜的地方旅行，但醫生所建議的旅行目的地卻矛
盾至極。南方、山區、沙漠、島嶼──地點儘管各不相同，
卻恰好有一個共同點：離棄城市。在《茶花女》中，當艾
爾弗雷多贏得了維歐萊塔的芳心後，就隨即把她從邪惡、
不健康的巴黎遷到了有益於健康的鄉下：立刻，她就康復
了。而當維歐萊塔離開鄉村，重返城市，就等於放棄了幸
福──在城市，她的厄運已經注定，結核病重新回到她身
上，她死了。

　　癌症隱喻擴展了離棄城市這一主題。當城市事實上還
未被看作是致癌環境前，城市自身就已被看作是癌症──
是一個畸形的、非自然增長的地方，一個充斥著揮霍、貪

褻和情欲的地方。在《活的城市》（*The Living City*, 1958）中，萊特（Frank Lloyd Wright）將早期城市與現代城市做了一番比較，認為早期城市是一個健康的有機體（「那時的城市無害於健康」）。他說：「看任何一個大城市縱橫交錯的平面圖，就是在看纖維瘤的縱橫交錯的切片。」[1]

在整個十九世紀，疾病隱喻變得更加惡毒，荒謬，更具蠱惑性。任何一種自己不贊成的狀況都稱作疾病。疾病其實和健康一樣是自然的一部分，卻變成「不自然」之物的同義詞。在《悲慘世界》（*Le Misérables*）中，雨果寫道：

隱修的生活方式，譬如曾經出現於西班牙並仍見於西藏的那種隱修生活方式，對文明來說，是一種結核病。它

1　社會學家赫伯·岡斯（Herbert Gans）使我注意到十九世紀後期和二十世紀初期清除貧民區運動和「標準住房」（model tenement）運動中結核病所具有的意義，以及結核病的假想的或真正的威脅，貧民窟的住房被認為「滋生」結核病。1950年代，在有關城市規劃與住宅計畫的修辭裡，發生了一個轉換，結核病為癌症所取代。「破敗」（貧民窟實質上的同義詞）被看作是一種悄悄擴散的癌症，而當有色種族和窮人搬進了中產階級的居住區時，「入侵」這個用來描繪這種遷入現象的詞，既是借自癌症的一個隱喻，又是借自軍事的一個隱喻：兩種話語重合在了一起。——作者註

棄絕生活。它輕易地減少人口。幽閉，閹割。它是歐洲
的災禍。

法國解剖學家畢夏（Bichat）在1800年把生命定義為
「抵抗死亡的功能之彙集」。生與死之間的這種對比，將轉
換成生與病之間的對比。疾病（被等同於死亡）成了生命
的對立物。

馬克思主義思想家葛蘭西（Gramsci）在1916年的〈社
會主義與文化〉（Socialism and Culture）一文中譴責：

那種把文化看作百科全書式知識的思維習慣……這種形
式的文化被用來創造那種蒼白的氣喘吁吁的唯理智
論……它已產生了一大群誇誇其談的人和做白日夢的
人，他們對健康的社會生活所造成的危害，更甚於結核
病或梅毒細菌對身體的美和健康的危害……

在1919年，蘇聯詩人曼傑利什塔姆（Mandelstam）寫
下了對巴斯特納克（Pasternak）的讚美之辭：

閱讀帕巴斯特納克的詩作，就如同使嗓子變得乾淨、呼吸變得有力、肺部真氣充盈；這種詩歌必定是健康的，對結核病是一種很好的治療。在當代，還不曾出現比這更健康的詩歌。它就像是在喝過了美國罐裝牛奶後再去品嘗俄羅斯乳酒。

馬里內蒂（Marinetti）在1920年斥責共產主義時說：

共產主義是那種總是摧殘人性的官僚癌症的惡化。它是一種德國癌症，是德國特有的那種以擺弄概念特色的作風的產物。任何為賣弄學問而擺弄概念作風都是反人性的……

這位頭一批加入法西斯黨的義大利作家攻擊共產主義的原因是認為其邪惡，而邪惡同樣是義大利共產黨那位未來的創始人攻擊某種資產階級文化觀念的理由（「[它]確實有害，尤其是對無產階級，」葛蘭西說）──因為它矯揉造作、學究氣、死板、了無生氣。一直以來，人們都習慣於援引結核病和癌症做為隱喻來譴責那些具有壓抑性的

習俗和空想，壓抑力量被想像成某一種環境，它或使人喪失活力（結核病），或使人喪失靈活性和衝動（癌症）。現代疾病隱喻使一個健全社會的理想變得明確，它被類比為身體健康，該理想經常具有反政治的色彩，但同時又是對一種新的政治秩序的呼籲。

●

秩序是政治哲學最早關切的東西，如果把城邦政體比作有機體是行得通的話，那把國家的失序比作疾病，也行得通。那些把政治混亂類比為疾病的古典表述方式——自柏拉圖以降，一直到霍布斯——把關於均衡的古典醫學（以及政治）觀念做為自己的預設前提。疾病源自失衡。治療的目標是恢復正常的均衡——以政治學術語說，是恢復正常的等級制。大體來說，這種診斷總還是樂觀的。按理，社會是永遠不會患上一種不治之症的。

當義大利政治學家馬基維利（Machiavelli）使用某個疾病意象時，其假定前提是：該疾病可治癒。「肺病，」他寫道：

在發病之初易於治療，卻難以發現；如果它既沒有在合適的時候被發現，又沒有依據正確的原理加以治療，那它就會變得易於發現，卻難以治療了。國家大事亦莫不如此，在它們降臨前，惟才智之士早有預見，因而，它們所滋生出的邪惡就能迅速被祛除；但是，若缺乏這份先見之明，那國家大事就將陷入病禍中，以致惡化到任誰都看出了問題，卻再也沒有回天之術。

馬基維利援引結核病，是把它當作一種只要及早發現（在症候幾乎尚未顯露之時）就可被治癒的疾病。只要有一種恰當的預見性，那麼疾病的進程並非不可逆轉；對政體內發生的混亂來說，也是如此。馬基維利提供的這個疾病隱喻，與其說是關於社會的，還不如說是關於治國術（被看作是一種治療術）的：正如要控制惡疾，少不了深謀遠慮，要控制社會危機，亦需要先見之明。它是一個有關預見的隱喻，也是對預見的呼籲。

在政治哲學的主流傳統中，把國家失序類比為疾病，是為了以此來敦促統治者追求更理性的政策。「儘管造化所限，一切終歸消亡，」霍布斯寫道：

　　但是，如果人們運用他們自詡擁有的理性，那麼他們的共同體將會獲救，至少，不會亡於內部的疾病……因而，當共同體不是因外部暴力、而是因內部混亂而走向解體時，其**責**不在臣民，而在**君王**，臣民的主宰者。

　　霍布斯的觀點絕無宿命色彩。統治者有責任、亦有能力（通過運用理性）去控制混亂。對霍布斯來說，謀殺（「外部暴力」）是一個社會或機構消亡的惟一「自然」方式。而因內部混亂——類比為疾病——而歸於消亡，則是自殺，而這大可避免：它是意志導致的一個行為，或更確切地說，是意志的失敗（這就是說，理性的失敗）導致的一個行為。

　　疾病隱喻被運用到政治哲學裡，是為了以強化的效果來呼籲人們作出理性反應。馬基維利和霍布斯看重當某種惡疾尚處於相對容易控制的階段時，及早根治才是關鍵的醫學智慧。疾病隱喻也可以被用來敦促統治者去獲得另一種先見之明。1708年，英國哲學家沙夫茨伯里勳爵（Lord Shaftesbury）寫道：

必須讓人類的某些體液有發洩的機會。就其自然本性來說，人的思想與身體全都屈從於騷動⋯⋯正如血液中存在著一些奇特的酵素，在眾多的身體裡引起了異乎尋常的發洩⋯⋯倘若醫生費盡心機地去平息身體的騷動，去阻斷這些已經處於此種噴發狀態的體液，那他們就不是在提供治療，而可能是在不量餘力地引發一場瘟疫，把春天的瘧疾或秋天的暴飲暴食惡化成了一種惡性的流行性熱病。他們無異於政體中那些非要千方百計地干預精神騷動的壞醫生，他們在治療此迷信疥癬和拯救靈魂於狂熱傳染症的堂皇託詞下，使得整個自然都陷入騷亂中，硬是把青春期冒出來的那麼幾處紅斑，惡化成了狂熱炎症和道德壞疽。

沙夫茨伯里的觀點是，容忍一定程度的非理性（「迷信」、「狂熱」）是理性的，而嚴厲的壓制措施卻可能使混亂惡化，而不是使其得到整治，只會把本來不過令人厭惡的東西化成一場災難。對政體不應該過度施以藥石；不應該為每一種混亂都尋找到一劑藥。

對馬基維利來說，是預見；對霍布斯來說，是理性；

對沙夫茨伯里來說，是容忍——所有這些基於某種醫學類比的思想，全都關乎這一問題，即合宜的治國術能夠防範致命的混亂。社會被設想為大體上是健康的；疾病（混亂）大體上總是能被控制的。

●

　　在現代，政治修辭中對疾病意象的運用，包含著另外一些假定，這些假定可就不那麼溫和了。以對現存政治狀況不樂觀的判斷擊碎了古老的、充滿樂觀色彩的疾病隱喻。約翰・亞當斯[2]在1772年12月的日記中寫道：

> 我眼前的前景……非常黯淡。我的國家深陷於不幸，幾乎看不到任何希望……整個民族因爭鬥似乎已讓它耗盡了元氣，而中飽私囊、卑屈和賣淫像癌症一樣侵蝕和擴散。

　　從此，政治事件大多開始被定義為史無前例的，激進

2　約翰・亞當斯（John Adams）為美國第二任總統。

的；到後來，則無論是民眾騷亂還是戰爭，事實上全都逐漸被看成了革命。正如人們可能料想到的，現代意義上的疾病隱喻並不是伴隨美國革命，而是伴隨著法國大革命進入全盛時期。在《對法國大革命的反思》（*Reflections on the Revolution in France*, 1790）中，埃德蒙・伯克[3]把法國大革命與早些時候的戰爭以及社會騷動作了一番對比，認為法國大革命具有一個全新的特徵。在此之前，不管發生怎樣的災禍，「國家的……機構，不論怎樣被毀壞，卻依然存在」。但是，他對法國人說，「你們目前的混亂，像中風一樣，毀掉了生命本身的源泉。」

正如古典的城邦理論緊步四體液說的後塵一樣，現代政治思想也為現代有關疾病的觀念所補充。疾病等於死亡。伯克援引了中風（以及「一種腐蝕記憶的惡性潰瘍」）。重點很快轉移到了那些令人厭惡的或具有致命性的疾病上。此類疾病不能控制，或不能治療；它們只能被攻擊。在雨果以法國大革命為素材創作的小說《九十三》（*Quatre-vingt-treize*, 1874）中，被送上斷頭臺的革命者高

3　埃德蒙・伯克（Edmund Burke）為愛爾蘭的政治家、作家與演說家，
　　曾在英國下議院擔任數年的議員。

文原（Gauvain）原諒了革命的一切罪過，這當中也包括
自己行將面臨的處決：

> 因為這是一場風暴。風暴總是知道自己在做什麼……文
> 明處在瘟疫的魔爪中；而革命的暴風受命前來拯救。也
> 許，它別無選擇。試問，它還能採取別的方式嗎？它被
> 委以掃蕩疾病的重任！面對這場可怕的傳染，我理解了
> 革命風暴何以如此猛烈。

這並非最後一次，革命暴力的正當性被置於社會患上
了某種惡性的、可怕的疾病的基礎上。在現代政治話語
中，疾病隱喻的誇張透露出一種懲罰性的觀念：這並不是
說疾病是一種懲罰，而是疾病被當作了邪惡的標誌，某種
將被懲罰的東西的標誌。

現代極權主義運動，無論是右派的，還是左派的，都
一直特別——而且赤裸裸地——偏向於使用疾病意象。納
粹宣稱，血液中混有其他「種族」血統的人，都像是梅毒
患者。歐洲猶太人一再被類比為梅毒，類比為必須予以切
除的癌瘤。疾病隱喻是布爾什維克[4]論戰時常用的手法，

而所有共產主義論辯家中最有天賦的托洛斯基（Trotsky）
是最大量地使用這些隱喻的人——尤其是在1929年他被
逐出蘇聯後。史達林主義被他稱作霍亂、梅毒和癌症。[5]對
政治中的那些人物形象僅採用致命疾病加以描繪，這賦予
了疾病隱喻一種更為突出的特徵。現在，把一場政治事件
或一種政治狀況比作一種疾病，就是在把罪惡歸咎於它，
為它開出懲治的藥方。

　　就把癌症當作隱喻使用的情形來說，尤其如此。使用

4　布爾什維克（Bolshevik），為俄國社會民主工黨（Russian Social
　　Democratic Labour Party）的一個派別，著名的領袖人物為列寧。
5　參照艾薩克・多伊徹（Isaac Deutscher）所著的《被逐的預言家：托
　　洛斯基，1929～1940年》（The Prophet Outcast: Trotsky, 1929-1940,
　　[1963]）中寫道：「『有些措施，』托洛斯基在[1938年3月21日]致[菲
　　力浦・]拉夫（Philip Rahv）的信中說，『對反擊錯誤理論的鬥爭來說
　　是必須的，另有一些措施對反擊霍亂流行是必須的。與其說史達林
　　接近於一種錯誤理論，還不如說接近於一場霍亂。對他的鬥爭必須
　　是嚴厲的、殘酷的、無情的。狂熱主義的方式是……有益的。』」再有：
　　「托洛斯基談及『史達林主義梅毒』或那種『必須用燒紅的烙鐵從勞
　　工運動中烙去的癌瘤』……。」
　　值得注意的是，索忍尼辛（Solzhenitsyn）的《癌症病房》（Cancer
　　Ward）竟沒有把癌症當作隱喻使用——用在史達林主義或別的什麼
　　東西上。索忍尼辛希望該小說能在蘇聯獲得發表，並沒有拿它來含
　　沙射影，1967年他向作家協會陳辭道，該小說的標題並非如某些人
　　指控的那樣，是「某種象徵」，此外，「主題顯而易見確實是有關癌
　　症的」。──作者註

癌症隱喻，就等於是在說，這個政治事件或這種政治狀況
是一種徹頭徹尾的邪惡，是一種無法改變的邪惡。這樣，
就大大提高了指責者的本錢。希特勒在平生第一本政治小
冊子裡，即寫於1919年9月的那篇反猶主義的諷刺文章
裡，指責猶太人「在各民族中」製造了一種「種族結核
病」。[6] 那時，結核病仍保持著它做為一種由患者自己的任
性所致、患者理當自負其責的十九世紀疾病的強大影響
（回想一下雨果曾就隱修生活與結核病所作的對比）。但納
粹黨徒很快就把他們的修辭現代化，而癌症意象的確更適
合他們的目的。正如整個1930年代有關「猶太人問題」的
那些演講所表述的，要治療癌症，就非得切除癌瘤周圍大
量的健康組織。對納粹來說，癌症意象需要一種「激進」

6 「[猶太人的]權力是一種金錢的權力，它以利息的形式，在猶太人
　手裡不費力地、不斷地增值，並強行給各民族套上了極其危險的控
　制……每一種使別人朝更高目標努力的事情，不論是宗教、社會主
　義或是民主，對他來說不過是達到目標的手段，以此來滿足對金錢
　和統治的欲望。他的行為在各民族中帶來了一種惡性的結核病……」
　納粹意識形態在十九世紀後期的一位先驅者，即尤利烏斯・朗貝恩
　（Julius Langbehn），曾把猶太人稱作「不過是蟲害、霍亂罷了」。不
　過，在希特勒的結核病意象中，已經存在著某種能輕易地轉化為癌
　症意象的東西，即他所說的「不費力地、不斷地增值」。──作者註

療法，與那種被認為適合於結核病的「溫和」療法形成對照——此乃療養院（這就是說流放）與外科手術（這就是說焚屍爐）之間的區別。猶太人也被等同於城市生活，並成了城市生活的一個隱喻——這樣，納粹的修辭就與浪漫派的所有那種陳詞濫調遙相呼應，後者曾經把城市視作使人衰弱的、純粹智力性的、道德上受了污染的、不健康的環境。

　　把某種現象描繪為癌症，就是在煽動暴力。在政治話語中使用癌症意象，就是在懲惡宿命論，使「嚴厲」措施正當化——同時，它也極大地強化了這一廣為流傳的觀念，即癌症必定是致命的。疾病隱喻從來就不是清白的，但可以說，癌症隱喻是其中極其惡劣的一例：它暗示種族大屠殺。癌症意象並不是某種特定政治觀的專有物。托洛斯基曾把史達林主義稱作馬克思主義的癌瘤；1977年在中國，「四人幫」成了「中國的癌瘤」。約翰・狄恩[7]在向尼克森說明水門事件的原委時說道：「我們內部潛伏著一個瘤子——位於總統直屬機構附近的某個地方，它正在長

7　約翰・狄恩（John Dean）在水門事件時曾為尼克森的律師。

大。」阿拉伯人的論辯文章裡慣用的那個隱喻——在過去二十年裡，每一天，以色列人都可以透過電台聽到——把以色列說成是「位於阿拉伯世界的心臟部位的一顆瘤」或「中東的瘤」，而當1976年8月黎巴嫩的基督教極右勢力圍攻塔爾扎塔（Tal Zaatar）的巴勒斯坦難民營時，一位官員卻把該難民營說成是「黎巴嫩體內之瘤」。對那些希望發洩憤怒的人來說，癌症隱喻的誘惑似乎是難以抵禦的。因此，英國記者尼爾·阿切森（Neal Ascherson）在1969年寫道，史朗斯基事件[8]「曾是——現在也是——捷克國體內的巨瘤」；法國漢學家西蒙·李斯（Simon Leys）在《中國陰影》（*Chinese Shadows*）中，談到「毛主義的癌正在一點點侵蝕中國的面容」；D. H.勞倫斯把手淫稱作「我們文明中隱藏得最深、也最危險的癌瘤」；而我曾在對美國發動的越南戰爭最感絕望的時刻，寫下這樣的句子：「白種人是人類歷史的癌瘤。」

然而，在二十世紀後期，一個人如何表達道德義憤？當有太多的事需要嚴肅對待，當我們感到了邪惡卻又不再

---

8 史朗斯基事件（Slansky Affair）為捷克共產黨總書記魯道夫·史朗斯基（Rudolf Slansky）於1948年發動的軍事政變。

擁有一套宗教或哲學的語言來理智地談論邪惡時，我們怎樣才能做到嚴謹？為了去了解「極端的」或「絕對的」的邪惡，我們於是尋求合適的隱喻。然而，現代的疾病隱喻都不過是些廉價貨。那些真正患病的人聽到他們的病名常常被人當作邪惡的象徵拋來拋去，這於他們又有何助益？只有在最為有限的意義上，一個歷史事件或一個歷史問題才像是一種疾病。而癌症隱喻卻尤其顯得粗糙。它不外乎是慫恿人們去把複雜的事情簡單化，亦不外乎是一種引誘，即便不把人引向狂熱，也誘使人將自我正當化。

　　若把癌症隱喻和壞疽隱喻做比較，將不無啟發。壞疽具有與癌症相同的一些隱喻屬性——例如它是無中生有的，它擴散，它令人厭惡，等等——它似乎可以負載在被辯論家挑中的任何事情上。的確，它曾經被用在一場重大的道德論戰中，即1950年代爆發的那場反對法國在阿爾及利亞使用酷刑的論戰；那本旨在揭露這種酷刑的名著，書名就叫《壞疽》（*LA Gangrène*）。不過，在癌症隱喻與壞疽隱喻之間，存在著巨大的差異。首先，對壞疽來說，病因是清楚的。它是外來的（壞疽可由外部擦傷惡化所致）；而癌症被認為是神祕的，是一種具有多重病因的疾病，既

可以是內部的病因，又可以是外部的病因。其次，壞疽並不是那種遍及全身的病災；它經常導致截肢，卻不經常導致死亡；而就絕大部分癌症病例而言，癌症被認為導致死亡。是癌症一直保持著最偏激的疾病隱喻的地位，而不是壞疽，也不是瘟疫（儘管像亞陶[Artaud]、賴希、卡繆這些彼此非常不同的作家做了一些引人注目的嘗試，想把瘟疫當作最陰森、最具災難性的事物的隱喻）。正因為癌症隱喻如此偏激，它才尤其帶有偏見——對偏執狂患者來說，對那些想把戰爭轉化為聖戰的人來說，對宿命論者（癌症＝死亡）來說，對那些執迷於非歷史的革命樂觀主義（即認為惟有最激進的變革才可取）的人來說，這可是一個好隱喻。只要如此之多的帶有軍事色彩的誇張之辭仍附加在癌症的描述和治療上，那用它來隱喻「熱愛和平」，就相當不合適了。

當然，有可能，在今後的時間裡，有關癌症的那種話語會發生變化。當癌症最終被弄清，當治癒率大幅提升，癌症隱喻就必定發生重大改變。隨著新的治療方法的進展，它已經在改變。隨著癌症治療中化學療法越來越取代放射療法，一種有效的治療方法（一種效用已獲證實的補

充療法）似乎有可能在免疫療法中找到。在某些醫學圈子裡，觀念開始發生轉變，這些圈子裡的醫生致力於強化身體對癌症的免疫力。隨著治療語言由侵略戰爭的軍事隱喻變成描述身體「自然防衛」的隱喻（稱作「免疫防衛系統」，或完全拋開軍事隱喻色彩，稱作身體的「免疫能力」），癌症將被部分解謎；至此，才可能把別的事物比作癌症，而其意不再是提供某種具有宿命色彩的診斷，也不再是呼籲人們採取一切措施打擊某個致命的、陰險的敵人。到那時，把癌症當作隱喻來用，在道德上也許才行得通，而不像現在這樣。

　　不過，到那時，也許再也沒有人想把可怕之物比作癌症，因為癌症隱喻的趣味恰好在於，它指涉的是一種負載了太多神祕感、塞滿了太多在劫難逃幻想的疾病。我們關於癌症的看法，以及加諸癌症之上的那些隱喻，不過反映了這種文化的巨大缺陷：反映了我們對死亡的陰鬱態度，反映了我們有關情感的焦慮，反映了我們對真正的「增長問題」的魯莽的、草率的反應，反映了我們在構造一個適當節制消費的發達工業社會時的無力，也反映了我們對歷史進程與日俱增的暴力傾向的並非無憑無據的恐懼。我寧

可這樣預言:遠在癌症隱喻以如此生動的方式反映出來的
那些問題獲得解決之前,癌症隱喻就已經被淘汰了。

第二篇 愛滋病及其隱喻
AIDS and Its Metaphors

如今，重讀《疾病的隱喻》，我又有如下想法：

1

談到隱喻，我過去指的正好是我所知的那個最早、最簡潔的定義，即亞里斯多德《詩學》（*Poetics* ）中的那個定義（第1475頁）。亞里斯多德寫道：「隱喻即藉著屬於另一事物之名，指稱某一事物。」說一物是或像它不是的東西，是與哲學和詩歌一樣古老的智力活動，也是包括科學方面的認知在內的大多數認知和表達得以孕育之地（我承認，十年前當我寫作那篇反對疾病隱喻的辯論文章時，為戲仿隱喻性思維的充滿誘惑的魔法，一開篇就使用了一個草率的、華而不實的隱喻）。當然，沒有隱喻，一個人就不可能進行思考。但這並不意味著我們不該避而不用或試圖廢置一些隱喻。這就像所有的思考當然都是詮釋。但這並不意味著「反」詮釋就一定不正確。

舉例來說，「左」與「右」這個塑造了二十世紀政治生活大格局（同時也模糊了對它的理解）的頑固隱喻，它

根據各種政治態度和社會運動與「左」和「右」的關係，使這些態度和運動分化和兩極化。「左」與「右」二辭的出現通常可追溯到1789年法國大革命的國民大會對席位的安排，那時，共和派和激進派坐在大會主席的左側，而保皇派和保守派則坐在右側。然而，歷史記憶還不足以說明這個隱喻何以能如此令人驚訝地歷久不衰。它之所以能在政治話語中一直延續至今，似乎更可能是因為人們對於那些取自有關身體空間方位——左與右，高與低，前與後——並用來描繪社會衝突的隱喻的現代世俗想像而言，是一種隱喻實踐，的確為那種把社會比作身體（一個由「大腦」很好控制著的身體）的由來已久的描繪方式增添了某種新的東西。也許是因為這個隱喻可用來使壓制正當化，所以自柏拉圖和亞里斯多德以來，它一直是政治領域的主導隱喻。與把社會比作家庭相較，把社會比作身體更能使社會的權威秩序顯得不可避免、無可更易。

細胞病理學的創始人魯道夫・菲爾肖以政治隱喻來談論身體，為這個隱喻的傳統之逆向使用提供了一種罕見的具有重大科學意義的例子。在1850年代的那場生物學論戰中，菲爾肖發現採用「自由國家」這一隱喻，將有利

於提升他認為細胞是生命基本單元的學說的重要性。不管有機體的結構多麼複雜，有機體畢竟只是「多細胞構成的」──就如同是「多公民構成的」；身體是「共和國」或「聯合共同體」。在那些集科學家和修辭家於一身的人裡，菲爾肖顯得頗不合常規，這倒不是因為他的那些隱喻的政治見解──以十九世紀中葉的標準來看，這些見解具有反權威色彩──而是因為他把社會（無論是否是自由社會）比作身體，與那些把社會比作複雜的、統一的系統（例如機器或企業）的方式相比，顯得不同尋常。

　　在西方醫學肇始之時，在古希臘，用來描述身體整體性的那些重要隱喻，都取自於藝術。此類隱喻之一是「和諧」，數個世紀後，它被羅馬詩人盧克萊修（Lucretius）挑出來嘲弄了一番，認為此一隱喻解釋不了身體包含重要與不重要的器官的事實，甚至解釋不了身體的物質性──也就是說：死亡。以下是盧克萊修斥責音樂隱喻的那段詩文的結束部分──這是我所知的對有關疾病與健康的隱喻性思考進行攻擊的最早文字：

　　你必須了解，並非所有器官

全都同等重要，而健康亦非

在同等程度上依賴所有器官，其中只有一些──

如呼吸之氣，溫熱的活力──

才是我們性命所依；

一旦它們離去，生命也就危在旦夕。

既然造化賦予人以心靈和才智，

那不妨讓樂師們擁有那個字眼，那個

從高高的赫利孔山¹帶下來的字眼──

或許，他們是在別處尋找到，

好用來稱呼他們的技藝中尚且無以名之之物──

我說的是和諧。不管它是什麼，

將它交還給音樂家吧。

──《萬物原論》（*De Rerum Natura*）第III部第124行

至135行（引自魯道夫‧漢普謝[Rolfe Humphries]之

英譯本）

1　赫利孔山（Helicon）為希臘神話中阿波羅神與繆斯女神們居住的地
　　方。

　　在概論層次上對身體進行隱喻性思考的歷史，還應包括眾多取自其他藝術種類以及工藝，尤其是建築的意象。有些隱喻是無法加以解釋的，如聖保羅把身體說成是神廟的這種充滿佈道色彩的詩意說法。另有一些則不乏科學意味，如把身體比作工廠（身體在健康信號下運作）或把身體比作城堡（身體意味著災難）。

　　疾病本身一直被當作死亡、人類的軟弱和脆弱的一個隱喻，而城堡意象則有一個長久的前科學時代的譜系。英國詩人約翰・多恩（John Donne）在感到自己死之將至時，寫了一組有關疾病的著名詠事詩──《緊急時刻祈禱文》（*Devotions upon Emergent Occasions*, 1627），把疾病描繪成入侵的、圍攻身體城堡的敵軍：

　　　　我們為健康費盡心機，我們謹慎於飲食、呼吸和活動，我們仔仔細細地把房屋的每一塊石頭擦得乾乾淨淨；同樣，我們的健康也是一項長期、經常性的工作；但頃刻間，一門大炮就炸毀了一切，掀倒了一切，抹消了一切；疾病也是這樣，即便我們全力以赴，也防不勝防，即便我們全神貫注，它也悄然襲來……

　　某些部位比其他一些部位更脆弱：多恩說腦和肝臟能抵禦那種「反常的」或「叛逆的」、「像炸藥一樣頃刻間讓心臟四分五裂的」熱病的攻擊。在多恩的那些意象中，入侵者是疾病。現代醫學思維興起的時間，據說是當粗略的軍事隱喻變得具體之時，而這只可能發生在菲爾肖細胞病理學所代表的一種新的細察方法取得進展之時，發生在對疾病是由特定的、可辨的、可見的微生物（借助顯微鏡）所致這一問題獲得更確切的了解之時。只有當入侵者不被認為是疾病，而是導致疾病的那些微生物時，醫療才能真正開始變得有效，而軍事隱喻也才獲得新的可信度和確切性。自此之後，軍事隱喻越來越融入到對疾病臨床狀況進行描繪的各個層面。疾病被看作是外來微生物的入侵，身體以自身的軍事行動來對付這種入侵，例如調動免疫「防衛」系統，而藥物則如大多數化療語言中所說的那樣，是「攻擊性的」。

　　不過，在公共衛生教育中，更粗略一些的隱喻卻保存下來了，疾病常常被描繪為對社會的入侵，而減少已患之疾病所帶來的死亡威脅的種種努力則被稱作戰鬥、抗爭和戰爭。軍事隱喻在二十世紀早期、在第一次世界大戰期間

旨在加大對公眾進行梅毒知識的教育，以及戰後加大對結
核病知識的教育的那些運動中，一度甚囂塵上。可以舉
1920年代義大利進行的反結核病運動中的一幅名為「對蒼
蠅開戰」的海報，顯示蒼蠅攜帶的那些疾病的致命危害。
蒼蠅本身被描畫成朝無辜居民投擲死亡炸彈的敵機。這些
炸彈上分別刻著一些銘文，一寫著「細菌」，一寫著「結
核菌」，另一則籠統地稱為「疾病」。一具身披黑色帶帽披
風的骷髏騎在最前面的那隻蒼蠅背上，像是乘客或飛行
員。在另一幅海報上，寫著「有了這等武器，不愁戰勝不
了結核病」，上面繪有一個死神形象，被數柄利劍釘死在
牆壁上，而每柄劍上都刻著一句銘文，分別代表對付結核
病的一種措施。其中一柄劍上寫著「清潔」，另一柄則寫
著「陽光」，其餘的分別是「空氣」、「休息」、「適當飲食」、
「衛生」（當然，根本看不出這些武器有什麼了不起的地
方。戰勝——即治療——結核病的真正武器是抗生素，而
它直到差不多二十年後，即到1940年代，才被發現）。

　　以前是醫生們發動「對疾病的戰爭」，現在是全社會
發動這場戰爭。把戰爭轉化為對大眾進行意識形態動員的
時機，這的確使得戰爭觀念變成了一個有用的隱喻，可用

於一切形式的、其目標是打敗「敵人」的那些改善運動。
我們曾經向貧窮開戰，現在轉而「向毒品開戰」，同樣還
有一些針對具體疾病，例如癌症的戰爭。在資本主義社會
裡，對軍事隱喻的濫用，可能在所難免，這個社會越來越
限制著道德原則訴求的範圍和可信度，在這個社會裡，如
果不使個人行動服從於利益計算，則會被認為愚不可及。
而戰爭是碩果僅存的少數幾種被認為不應該以「現實」眼
光加以看待的行為；所謂「現實」眼光，即是著眼於費用
和實際結果。但在那種傾其所有的全面戰爭中，開支是浮
濫的、不慎的——戰爭被定義為一種緊急狀態，犧牲再大
也不過分。不過，對疾病的戰爭還不僅僅是呼籲人們投入
更多熱情，對研究工作傾注更多資金。該隱喻還提供了一
種看待疾病的方式，即把那些特別可怕的疾病看作是外來
的「他者」，像現代戰爭中的敵人一樣；把疾病妖魔化到
把錯誤歸咎於患者是一無可避免的轉變，無論病人是否被
想成受害者。犧牲品意味著無知。而無知，以支配一切人
際關係辭彙的那種無情邏輯來看，意味著犯罪。

●

　　軍事隱喻有助於把某些疾病汙名化，推而廣之，就殃及了患者本人。正是發現了癌症患者所蒙受的污名，我才動筆寫了《疾病的隱喻》。

　　十二年前，當我患上癌症時，尤使我感到憤怒的，是看到該疾病的惡名怎樣加劇了癌症患者的痛苦——但這也使我擺脫因為醫生的不詳預測而使我感到的恐懼與絕望。我在第一次住院期間一起聊過天的那些病友們，就像我後來做為門診病人穿梭於美國和法國數家醫院接受為期兩年半化療時所結識的那些病友一樣，都一致表露出對自己所患癌症的厭惡，並引以為恥。他們似乎深陷在有關疾病的種種幻想中不能自拔，而我對此卻十分冷靜。我發現，其中一些觀念無非是現已完全失去可信度的有關結核病的看法之反面。結核病曾一直被情感化地加以看待，被認為是對個性的一種提升，而人們看待癌症時卻帶著一種非理性的厭惡感，視之為對自我的一種貶損。加諸於癌症之上的，還有一些類似的有關責任和人格構成的不實之詞：被認為容易患上此病的，是那些心理受挫的人、不能發洩自己的人，以及遭受壓抑的人——特別是那些壓抑自己憤怒

或性欲的人，這就正如結核病在整個十九世紀以及二十世紀初（事實上是直到發現治療方法前），一直被認為是那些感覺超群、才華出眾、熱情似火的人易於感染的疾病一樣。

　　這些對比——即現在我們全都自認為已經超越的有關結核病的迷思與至今仍為眾多癌症患者及其家人深信不疑的有關癌症的迷思之間的對比——使我萌生了要寫出一本有關癌症迷思之書的計畫。我不認為，在那些描寫某人怎樣獲悉自己得了癌症、怎樣哭泣、怎樣掙扎、怎樣被安慰、怎樣受苦，又怎樣鼓起勇氣等等的故事之外，再增添一篇以第一人稱寫作的故事，會有什麼用處，而我寫作此書卻希望有所用處——雖然我的不外乎也是這麼一個故事。在我看來，敘事似乎不比思想有用。若是為了那種敘事的快感的話，我寧可從其他作家那裡去尋找；儘管立刻浮現在我腦海裡的，是文學作品中有關結核病這種具有吸引力的疾病的更多例證，我卻發現了被診斷為癌症的人，在諸如托爾斯泰的《伊凡‧伊里奇之死》、阿諾‧本涅特（Arnold Bennett）的《賴斯曼階梯》（*Riceyman Steps*）和貝爾納諾斯（Bernanos）的《鄉村牧師日記》（*The Diary of a Country*

Priest）等文學作品的世界中並未受到認真對待。

　　於是我動手寫書，寫得很快，被一種福音教徒般的熱情和那種對留給自己生活和寫作的時間可能所剩無幾的焦慮所激勵。我寫作該書的目的是減輕不必要的痛苦──正如我近來偶爾翻閱尼采《曙光》（*Daybreak*）一書時從中看到的一段文字所描繪的那樣：

> 想一想疾病吧！──去平息患者對疾病的想像，這樣，他就至少不必因對疾病胡思亂想而遭受比疾病本身更多的痛苦──我認為，這是很痛苦的！很痛苦！

　　我寫書的目的，是平息想像，而不是激發想像。不是去演繹意義（此乃文學活動之傳統宗旨），而是從意義中剝離出一些東西：這一次，我把那種具有唐吉訶德色彩和高度論辯性的「反詮釋」策略運用到了真實世界，運用到了身體上。畢竟，我的目的是實際的。因為，我一再傷心地觀察到，隱喻性的誇飾扭曲了患癌的體驗，給患者帶來了確確實實的後果：它們妨礙了患者盡早尋求治療，或妨礙了患者做更大努力以求獲得有效治療。我相信，隱喻和

迷思能致人於死地（例如，它們使患者對諸如化療一類有效的治療方式產生一種非理性的恐懼，而強化了對諸如食療和心理療法這類完全無用的治療方法的迷信）。我想為患者和照料他們的人提供一種方法，來消除這些隱喻、障礙。我希望勸說那些心懷恐懼的患者去看醫生或停看庸醫，改看能給予患者適當照料的、稱職的醫生。要正視癌症，就當它不過是一種病而已──儘管是一種重病，但也不過是一種病而已。它不是上蒼降下的災禍，不是老天拋下的懲罰，不是羞於啟齒的東西。它沒有「意義」。也未必是一紙死亡判決（有關癌症的那些神祕說法之一是：癌症＝死亡）。《疾病的隱喻》不僅是一篇辯駁文，而且也是一篇忠告。我在說的是，讓你的醫生告訴你實情；做一個知情的、積極配合的患者；為自己找到良好的治療方法，因為良好的治療方法的確存在（夾雜在那些廣為流行的不適當的治療方法中間）。儘管不存在包治一切癌症的那種靈丹妙藥，但超過半數的癌症病例以現有的治療方法就能治癒。

　　自從我寫《疾病的隱喻》──以及從癌症中康復（這使我的醫生當初所持的那種悲觀主義顯得狼狽不堪）後十

年裡，對待癌症的態度已經發生改變。身患癌症，不再是
那麼見不得人的事了，不再被看作「被毀個性」（借用社會
學家歐文・高夫曼[Erving Goffman]的話）的頭號扮演
者。人們更自在地談到癌症這個詞，而在訃聞中也不再像
以前那樣動不動就說死於「久病不癒」。儘管歐洲和日本
的醫生仍習慣先向癌症患者家屬透露診斷結果，並建議他
們對患者本人保密，但美國的醫生差不多放棄了這一規
定。的確，向患者坦言病情，現已屢見不鮮。這種新出現
的對癌症的坦誠，部分源於強制性（或缺乏禮儀），使我
們能夠透過電視或報紙頭版的報導，知曉我們的國家領導
人患上了直腸—結腸疾病或生殖泌尿道疾病 —— 在我們這
個社會，談論原本不該直呼其名的那些疾病，正越來越成
為一種美德。在一個愛打官司的社會，醫生對訴訟的恐
懼，也可以解釋何以出現了這種變化。比起十年前，人們
之所以不再那麼恐懼地、當然也不那麼神祕地對待癌症，
其中一個重要的原因是：癌症已不再是最恐怖的疾病了。
近些年來，曾經加諸癌症之上的那些負擔因為另一種疾病
的出現而緩解了，這種新出現的疾病被填充了大得多的恥
辱感，其損毀個性的能力被認為強得多。看起來，似乎社

會需要某一種能轉化為等同於邪惡之物的疾病，並諉過於其「犧牲品」，而若社會同時為兩種以上的疾病所困擾，則不那麼容易做到這一點。

2

正當人們預料會出現一種既弄不清病因、又極其難治的疾病的時候，這種令人色變的新病——說它新，至少是就它以流行病的形式出現而言——出現了，為疾病的隱喻化提供了一個大型的場域。

嚴格說來，愛滋病（AIDS）——即「Acquired Immune Deficiency Syndrome」（後天免疫缺乏症候群）——根本不是一種疾病的名稱。它是對一種導致一系列疾病的臨床狀態的命名。與梅毒和癌症這兩種為附著於愛滋病之上的大多數意象和隱喻提供了原型的疾病相比，對愛滋病下確切的定義，必須參照其他一些疾病，如所謂「機會性感染」和「惡性腫瘤」。儘管就**這種**意義而言，愛滋病不是一種單一起因的疾病，但卻因為它與癌症不同而與梅毒相似，

而逐漸被認為有一個單一的病因。

　　愛滋病有一種雙重的隱喻系譜。做為一個微觀過程，它像癌症一樣被描述為「入侵」。而當描述側重於該疾病的傳播方式時，就引用了一個更古老的隱喻，即「污染」，令人想到梅毒（人們經由接觸被感染者的血液或生殖道體液而被感染，或透過接觸被病毒污染的血液製品而被感染）。不過，用來描述愛滋病的那些軍事隱喻，比起用來描述癌症的軍事隱喻，具有一個不大相同的著眼點。就癌症而言，隱喻不涉及病因問題（癌症病因在癌症研究中仍是一個難解之謎），而是抓住體內異常細胞突變這一點大做文章，這些異常細胞最終將離開原先所在位置或器官，向其他器官或系統大舉擴散──這是一個內部顛覆的過程。而在關於愛滋病的描述中，敵人成了那些導致疾病的東西，是來自身體外部的傳染源：

　　　　入侵者很小，只有針尖的大約一萬六千分之一……身體免疫系統的偵察兵，即那些被稱為巨噬細胞的大細胞，察覺到小外來者的入侵，立刻向免疫系統報警。免疫系統於是開始動員一支細胞大軍，其中之一是製造可用來

對付威脅的抗體。然而愛滋病病毒卻一意孤行，不去理
會一路遇到的眾多血球，避開迅速前來的防禦者，一舉
攻克免疫系統的頭號助手，即 T 細胞⋯⋯

　　這是政治偏執狂的語言，透露出對多元世界的疑懼。
可以預料，一個由細胞組成的「各類工作，其中之一是製
造可用來對付威脅的抗體」的防禦體系，不是「一意孤行」
的入侵者的對手。而已出現於癌症話語的科幻風味，在對
愛滋病的報導中甚至顯得更為觸目驚心——以下所引段落
取自1986年年末的《時代》雜誌——愛滋病病毒感染被描
繪得像是高科技戰爭，為對付這場戰爭，我們正在用領導
者頭腦中的幻覺和電視娛樂節目裡虛構把自己準備好（並
習慣於這些幻覺和虛構）。在電影《星際大戰》(*Star Wars*)
和《太空侵略者》(*Space Invaders*) 的時代，愛滋病業已
被證明是一種毫不費解的疾病：

　　　在細胞的表面，可發現一個感受器，其中完美地嵌著一
　　　包膜蛋白質，如鑰匙之於鎖。一旦病毒接觸這個細胞，
　　　它就穿透細胞膜，並在穿透過程中瓦解細胞的保護

殼……

　　隨後，入侵者就以常見於科幻小說作品中的那種外來接管方式，一勞永逸地駐紮在那裡了，而身體自身的細胞反倒成為進攻者。本沒有保護層的病毒靠自身攜帶的酶素的幫助之下，

> 將自身的RNA轉變成了……DNA，即生命體的大分子。隨後，這個大分子穿透細胞核，把自己嵌入染色體，並部分接管細胞的工作，指導細胞製造更多的愛滋病病毒。最終，細胞被自己製造的異類產品所征服，脹大並破裂死亡，新病毒從中湧出，開始攻擊其他細胞……

　　該隱喻繼續描繪道，隨著病毒攻擊其他細胞，「一群通常能被健康免疫系統阻擋在外的機會性疾病也開始攻擊身體」，而此時，身體的完整和活力已因身體免疫防衛系統崩潰後「異類產品」的大量複製而遭到了損害。「愛滋病人因這種攻擊而逐漸變得衰弱，一般是在數年後，但有

時在距初次發現病症數月後，就死亡了。」那些尚在掙扎的病人，被描繪成「遭到攻擊，顯示出該病的警示病症」，而其他成千上萬的人「攜帶著這種病毒，隨時都可能遭受病毒的最後的全面進攻」。

癌症使細胞大量繁殖；而在愛滋病中，細胞卻接連死亡。甚至當愛滋病的這個原初模型（白血病的翻版）被改變以後，對愛滋病病毒如何活動的描繪仍重蹈了把愛滋病看作是對社會的侵害的故轍。前不久《紐約時報》頭版的一篇報導文章的標題云：「據觀察，愛滋病病毒潛伏於細胞中，例行檢查無法發現。」該文章公布了這一發現，即愛滋病病毒能在巨噬細胞裡「潛伏」多年，「即使當巨噬細胞被愛滋病病毒充脹得幾乎爆裂」，愛滋病病毒也不殺死巨噬細胞，而是瓦解其抗病功能，使之不再製造抗體，即身體產生的抵禦「入侵物」的化學物質，抗體的出現被認為是愛滋病的絕對可靠的標記。[2]愛滋病病毒現在被認為並非對它們所寄居的**所有**細胞都是致命的，這一觀點只增添了愛滋病詭計多端、戰無不勝的名聲。

愛滋病病毒的攻擊顯得如此令人毛骨悚然的原因，是其污染被看作是永久的，因而被感染者不得不永遠處在脆

弱中。即使某位被感染者並沒有顯示出任何症狀——這就是說，感染依然處在非活躍狀態，或通過醫療干預而處於非活躍狀態——病毒敵人也將永遠駐紮在體內。實際上，人們相信，這只是一個時間問題，一旦某物喚醒（或「激發」）了它，一旦出現「警示病症」，那它就發作了。正如梅毒這種以「大偽裝者」之名為好幾代醫生所熟知的疾病一樣，愛滋病也是一種臨床的構建，是一種推演。它從一長串並且其長度還在延長的病症中提取一些已在愛滋病人身上顯露出來的症狀，來建構愛滋病的病理特徵（但對愛滋病到底是什麼，誰也說不出一個所以然），有這些症狀，

1 賦予巨噬細胞的更大作用是「充當愛滋病毒的寄生地，因為愛滋病毒在巨噬細胞內不斷繁殖，卻不殺死巨噬細胞，但愛滋病毒卻殺死T-4細胞」——據說這能解釋何以能比較容易發現病人體內受感染的T-4淋巴細胞，而淋巴細胞擁有抵抗愛滋病毒和症狀的抗體（人們仍然認為，當愛滋病毒擴散到這些所謂「關鍵目標」的細胞時，抗體將隨之大量產生）。關於新近被愛滋病毒感染的細胞的數目的證據，就像人類社會中被愛滋病毒感染的人數的證據一樣，要不是令人不解地相當缺乏，就是殘缺不齊——這的確令人費解，因為愛滋病被認為是一種無所不在、且有擴散之勢的疾病。「據醫生們估計，每一百萬個T-4細胞裡只有不到一個被感染，這使人不得不提出愛滋病毒到底潛伏在哪裡的問題……」同篇報導（《紐約時代週刊》1988年6月7日）引述的另一種相似觀點認為，「被感染的巨噬細胞能把愛滋病毒傳給其他細胞，其傳播方式也許是相互間的接觸。」——作者註

就「意味著」病人所患的是愛滋病。愛滋病的建構，有賴於如下兩個發明：其一，愛滋病被當作一個臨床項目；其二，發明了一種被稱作「愛滋病相關症候群」（AIDS-Related Complex，縮寫為ARC）的亞愛滋病，如果病人顯示出發燒、體重減輕、真菌感染及淋巴結腫大等免疫系統缺失的「早期」症狀或通常是間歇性的症狀，就被診斷為患了這種症候群。愛滋病是逐步發展的，是時間的疾病。一旦症狀達到某種嚴重程度，愛滋病的進程就加快了，並帶來難忍的痛苦。除了那些最常見的「症候性」疾病（至少就致命性而言，其中一些到目前為止仍顯得非同尋常，例如某種罕見的皮膚癌和某種罕見的肺炎），愛滋病的一連串使人衰弱、使人變形並給人帶來恥辱的症狀還使得愛滋病患者日益變得意志薄弱、倍感無助，既無力控制又無法滿足自己的基本功能和需要。

　　愛滋病被視為一種慢性疾病使它更像是梅毒而不像癌症，前者是以「階段」這個術語進行描述的。以「階段」的方式進行思考，對愛滋病話語來說是不可或缺的。梅毒的最可怕的形式是「第三期梅毒」。被稱為愛滋病的那種疾病被認為是三個階段的最後一個階段——第一階段是身

體感染了人類免疫缺陷病毒（Human Immunodeficiency Virus，縮寫為HIV），這是免疫系統遭到侵襲的早期證據，隨後，在最初被感染與「警示」症狀出現之間，是一個漫長的潛伏期（愛滋病病毒的潛伏期顯然不如梅毒的潛伏期長，以梅毒來說，第二期梅毒與第三期梅毒之間的病毒潛伏期可能長達幾十年。不過，值得注意的是，當十五世紀梅毒第一次以流行病的形式出現於歐洲時，它是一種急性病，通常在第二期梅毒就導致患者死亡，有時是數月間或數年間）。癌症卻緩慢地成長：長期以來，人們並不認為它有潛伏期（「階段」過程的可信敘述必定包括延遲或中止這些概念，而延遲或中止正是以潛伏這個概念做為補充）。不錯，癌症被劃分了「階段」。這是診斷的主要用語，意味著根據癌症的嚴重程度來進行分類，判定它有多嚴重。不過，它主要是一個空間概念：癌症在體內發展，按可預見的線路傳播或轉移。與梅毒和愛滋病比起來，癌症主要是身體地理的一種疾病，而梅毒和愛滋病的定義卻有賴於建構一個關於階段的時間序列。

　　梅毒是一種不必跑完令人毛骨悚然的全程的疾病，它不一定要發展到癱臥的地步（例如波特萊爾、莫泊桑及茹

爾‧龔古爾就不曾纏綿病榻），也可能常常停留在討厭、有失體面的階段（例如福樓拜的情形）。正如福樓拜自己所言：說梅毒是災禍，這不過也是一句陳詞濫調而已。他把十九世紀中葉的那些陳詞濫調收集起來，輯成《成見辭典》（*Dictionary of Accepted Opinions*），其中一個詞條寫道：「梅毒，每個人都或多或少攜帶著它。」在十九世紀後期和二十世紀初期，與從浪漫主義作家時代始建立起來的肺結核與精神活動提升之間的關係一樣，當梅毒與精神活動提升（「狂熱」）之間的關係被建立起來時，梅毒試圖獲得某種模糊的正面聯想。似乎是為了向那些在梅毒引起的精神錯亂中離開人世的著名作家和藝術家聊表敬意似的，人們逐漸相信，神經性梅毒引起的大腦損傷實際上會激發原創性的思想或藝術。湯瑪斯‧曼的小說可以說是二十世紀早期的各種疾病神話的倉庫，他把關於梅毒的這個看法做為對其作品《浮士德博士》的核心概念，主角是一位偉大的作曲家，他自願感染上梅毒──魔鬼向他保證，他所受到的感染將只限於中樞神經系統，並賦予他二十四年的光輝奪目的創造力。哲學家齊歐蘭（E. M. Cioran）回憶他1920年代在羅馬尼亞時，對梅毒的羨慕之情如何出現

在他少年時期對文學榮耀的期待中：他幻想著發現自己染上梅毒，由此被給予了富於天才般超常創造力的數年光陰，然後就精神崩潰，陷入瘋狂。對這種具有神經性梅毒特徵的精神分裂症的浪漫化，是二十世紀把精神疾病做為藝術創造力或精神原創性源泉的那種更加頑固的幻想之先行者。然而，對愛滋病來說——儘管精神分裂症也是一常見的後期症狀——卻沒有出現這種補償性神話，也似乎沒有出現的可能。像癌症一樣，愛滋病不允許浪漫化或情感化，這也許是因為它與死亡的關係過於密切。斯基杜夫・贊努西（Krzysztof Zanussi）的電影《生命的漩渦》（*Spiral*, 1978）是我所見過的對臨終之際狂暴狀態的最真實描繪，主角所患的疾病從沒有被明確交代；因而，它必定是癌症。對現在的幾代人來說，關於死亡的一般性的看法，是把死亡等同於癌症導致的死亡，而癌症導致的死亡被認為是一種一般性的挫敗。現在，可做為生命和希望的一般性的鑒戒的，是愛滋病。

3

　　因為那些把癌症當成邪惡的同義語的隱喻偽飾多得難以計數，患上癌症就被許多人認為是可恥的，因而是某種必須隱藏起來的東西，也被患者認為是不公平的，是自己的身體背叛了自己。癌症患者苦澀地喊道：為什麼是我？對愛滋病來說，這份恥辱還與犯罪的汙名相連，且罪名相當清楚。很少人會想，為什麼是我？撒哈拉沙漠以南的南部非洲以外的愛滋病患者大多知道（或以為知道）自己是怎樣感染上愛滋病的。愛滋病並不是一種似乎隨意攻擊的充滿神祕色彩的疾病。事實上，就目前大多數愛滋病病例來說，患愛滋病的人被發現正好是某個「高危險群」、被社會所蔑視的社群的一員。愛滋病把患者罹患愛滋的身分給暴露出來了，而這身分本來是對鄰居、同事、家人、朋友隱瞞的。但同時，它又確定了另一重身分即男同性戀者，並且，在美國最早嚴重感染愛滋病的高危險群，男同性戀者是（孤立愛滋病患者、使病人暴露於騷擾和迫害的）

社群和經驗的創造者。

　　罹患癌症有時也被認為是患者本人的過錯，他們沉溺於「不安全」的行為中──酗酒者易患食道癌，抽煙者易患肺癌：這是對不健康生活方式的懲罰（這不同於那些被迫從事不安全職業的人，如石油化工廠的工人易患膀胱癌）。在疾病原發器官或組織與某些人們被勸說應戒除的特殊行為之間，尋找出越來越多的關聯，例如近來對結腸癌和乳腺癌與攝入大量動物脂肪之間的關聯的猜測。但與癌症有關的那些不安全的生活習慣，是患者意志軟弱或缺乏節制的結果，或是依賴合法的化學製品（儘管這類製劑有害）的結果──其他一些疾病也被認為與不安全的生活習慣有關，甚至包括心臟病這種直到目前為止幾乎未曾蒙受指責的疾病，現在也更常被視為是為飲食和「生活方式」的過度與奢華所付出的代價。導致愛滋病的那種不安全行為還不僅僅被判定為嗜好而已。它是放縱，是犯罪──沉溺於非法的化學藥品和被認為是反常的性行為。

　　染上愛滋病被大多數人認為是咎由自取，而愛滋病的性傳播途徑，比其他傳播途徑蒙受更嚴厲的指責──尤其是當愛滋病不僅被認為是性放縱帶來的一種疾病，而且是

性倒錯帶來的一種疾病時（我這裡想到的當然是美國的情形，在美國，人們近來被告知，異性間發生性關係時傳播愛滋病的可能性極小，幾乎不可能——人們這樣說，倒好像非洲不存在似的）。一種主要通過性傳播途徑進行傳染的傳染病，必定使那些性行為更活躍的人冒更大的風險——而且該疾病也容易被看作是對這種行為的懲罰。梅毒如此，愛滋病更是如此，因為不僅濫交，而且某種特別的被認為反常的性行為被點名更具危險性。經由某種性行為而感染愛滋病，更被認為是故意的，因而也更是咎由自取。經由共用被污染的注射器針頭而感染愛滋病的癮君子，被看作是在進行（或完成）某種漫不經心的自殺。醫學意識形態強調抗生素包治百病的作用，助長了認為所有的性傳染疾病相對來說並無大礙的虛幻信仰，那些濫交的同性戀者聽信了此信條，實踐著那些狂熱的性生活習慣，以此看來，他們可以被視作是獻身於這一信仰的享樂主義者——儘管現在很清楚，他們的行為無異於自殺。那些因諸如血友病和接受輸血而感染愛滋病的人，儘管無論如何也不能把感染的責任怪罪在他們本人身上，卻可能同樣為驚恐失色的人們無情地冷淡疏遠，認為他們可能代表著一

種更大的威脅，因為他們不像那些已被污名化者，他們不容易指認。

　　與性行為相關的傳染性疾病總能激起人們的恐懼，擔心容易被傳染，激發起人們在公共場合經由非性交途徑被傳染的奇怪幻覺。在美國海軍艦船上，門的球狀把手被卸除了，安裝上了彈簧門，而二十世紀頭幾十年裡美國的公共飲水器上配裝的那些金屬水杯也失去了蹤影，所有這些，都是因「發現」梅毒「會傳染給無辜的人」而導致的早期影響；好幾代中產階級家庭的孩子都得到在自己的光屁股與公共抽水馬桶圈之間墊上紙的警告，從這裡也可以看出那種有關梅毒細菌通過髒物傳染給無辜者的恐怖故事的痕跡——這些故事曾一度廣為流傳，至今對此深信不疑的也仍大有人在。每一種令人恐懼的流行病，但尤其是那些與性放縱有關的流行病，總在該流行病的假定攜帶者（這通常只是指窮人，而在美國，則指有色人種）與那些被界定為「一般大眾」的人們之間——做這種界定的人是衛生專家和其他官僚——劃出一條先入為主的界線。愛滋病在該疾病版本的「一般大眾」（即那些不注射毒品或不與注射毒品者發生性關係的異性戀的白人）中復活了、引起

類似的對傳染的憎惡和恐懼。像梅毒這種危險的他者的疾病或染自危險的他者的疾病一樣，愛滋病被看作是對那些業已蒙受汙名的人的折磨，其折磨的程度遠甚於梅毒。不過，梅毒並不被等同於經歷漫長痛苦之後的死亡，如癌症當初被想像成的，而是如今日愛滋病被設想成的那種情形。

　　愛滋病並不是一種單一起因的疾病，而是一種症候群，包括一長串似乎沒有盡頭的促發性或「症候性」的疾病，它們共同組成了愛滋病（這就是說，患者一旦出現這些病症，就被認定染上了愛滋病），這使得愛滋病與甚至諸如癌症這樣非常複雜、多形態的疾病比起來，更像是一個被定義或被建構的產物。的確，那種認為愛滋病必定是不治之症的觀點，部分取決於醫生決定把什麼定義為愛滋病——以及決定把什麼做為愛滋病的早期階段。而這種決定，依賴於其原始隱喻色彩不亞於那種有關「完全成熟的」（或「已充分發展的」）疾病的隱喻的觀點。[1]「完全成熟」意味著愛滋病已處於無可挽救的致命形態。不成熟之物勢必變為成熟之物，花蕾勢必盛開（雛鳥勢必長得羽翼豐滿）——醫生們所使用的這種植物學或動物學隱喻使得發展或演化成愛滋病成了規則、規律。我並不是說隱喻創造

了愛滋病的臨床概念，而是說比起僅僅認可這一概念來，
隱喻還做得更多。它對尚未被證實或尚不能被證實的臨床
證據的某種解釋提供了支援。對一種僅在七年前才被確認
的疾病下結論，說一旦感染此病，就有生命之虞，或甚至
說凡患有被定義為愛滋病的人都在劫難逃，這個結論未免
下得太早了（如一些醫學作者所推斷的那樣，愛滋病患者
驚人的高死亡率顯示出那些極易受到愛滋病病毒感染的人
死得早，也大多死得快——這是因為其免疫力被降低，因

1　據哈里森（Harrison）《內科原理》（*Principles of Internal Medicine*, 11th
　edition, 1987, p.1394），標準定義將患有「符合愛滋病監測定義標準」
　的疾病或症候群的人與人數更多的感染了HIV以及「不符合已完全
　發展的經驗標準」的症狀的人區分開來。HIV語境中的這些表徵和徵
　兆被定義為『愛滋病相關症候群（ARC）』。隨後給出了必要的百分
　比：「據估計，有近百分之二十五患有ARC的人將在三年內發展成愛
　滋病。」
　愛滋病是頭一種以首字母縮拼而成的疾病，所謂AIDS的狀況，似乎
　並沒有自然的限定。它是一種為檢查目的而設，方便醫生和官員製
　表和監控的病。因而，在醫學教科書中，經驗的東西就與監測的東
　西無意識地等同起來了，而這兩個概念實則出自不同的理解模式（愛
　滋病既符合「監測定義的標準」，又符合「經驗標準」：HIV感染加上
　一種或一種以上榜上有名的疾病，這些疾病是由美國對愛滋病進行
　定義的主要行政管理機構，即設在亞特蘭大的聯邦疾病控制中心所
　開列的）。這一帶有「成熟疾病」隱喻的、純粹約定的定義，決定性
　地影響了對愛滋病如何被理解。——作者註

為其易受感染的遺傳體質以及其他一些可能的併發因素，
而不是因為某一種必定致命的感染的惡化所致）。把愛滋
病構想為不同的階段，是運用「完全成熟的疾病」這一隱
喻的必要方式。然而，這也稍許弱化了該隱喻所暗示的那
種不可避免性。那些有興趣在那種必定致命的感染可能產
生的結果兩邊下注的人，或許可使用標準的三分法——
HIV感染，愛滋病相關症候群（ARC）以及AIDS——來
考慮以下兩種可能生的一種或兩種：不那麼糟糕的一種
是，並非每個被感染的人都會從HIV感染階段「前進」或
「發展」；而較為糟糕的一種是，每個被感染的人都會發展
成愛滋病患者。

　　正是對愛滋病臨床證據的這種較為糟糕的讀解，現在
主導著有關愛滋病的爭論，這意味著術語命名上正在發生
變化。能影響對愛滋病的理解方式的那些官員已作出決定
說，不該再用來定義愛滋病不同階段的那些不同的首字
母縮拼詞中尋找虛幻的慰藉（這從來就算不上是什麼慰
藉）。近來關於重新確定術語的提議——例如將ARC一詞
淘汰——並沒有觸動按階段建構愛滋病的理解方式，而是
額外地強調了愛滋病病程的**連續性**。「完全成熟的疾病」

現在更被視為不可避免，而強化了那種業已存在的宿命論。[2]

從一開始，對愛滋病的構建就依託了那些把人劃分為不同類別的觀念——患者與健康者，ARC患者與AIDS患者，他們與我們，可同時又暗示要立刻抹消這些劃分。不管把注下在哪一邊，預測的結果聽起來總是充滿了宿命色彩。因而，愛滋病專家和公共衛生部門的官員經常就那些感染了愛滋病病毒者惡化成一種「完全成熟的」的疾病的機率所發布的公告，就似乎主要是對公眾輿論進行控制的活動，以數個步驟將這個噩耗一點點傳達給公眾。過去五年間對那些顯示出可被歸類為愛滋病的症狀者 [在顯示出

2　1988年由總統任命的流行病調查委員會提議「不再強調」ARC一詞的使用，因為它「傾向於模糊愛滋病這一階段對生命的危害性」。也有人提議廢止AIDS一詞。該委員會建議把「監控疾病」轉變為「監控感染」，做為轉變的一部分，該委員會提交的報告明白地使用HIV這個首字母縮拼詞來表示愛滋病本身。而這樣做的理由是認為現存的術語掩蓋了愛滋病威脅的嚴重性（「這種對愛滋病的臨床顯示而不是HIV感染所有階段 [例如從最初感染到血清轉化，再到陽性抗體的無症狀階段，最終到完全成熟的愛滋病] 的長久關注，無意間誤導了普通大眾，竟至看不到所有人口中愛滋病感染的程度」）。似乎很有可能，愛滋病將最終被重新命名。術語上的這種變化為那種把雖已感染但無症狀的人歸入愛滋病患者的政策，提供了堂而皇之的正當性。——作者註

這類症狀的所有人中間所占]的百分比的估算——也許估算得太低了，在我寫作此書的時候，該資料是百分之三十到百分之三十五——總免不了附上這麼一句斷言，即「大多數」（隨後使用的詞是「幾乎全部」）被感染者最終都將發展成愛滋病患者。因而，關鍵的數字不是在相對短的時間裡可能發展成愛滋病患者的感染者的百分比，而是在HIV感染（被描繪為終生的，或不可逆的）與最初症狀出現之間的**最大**間隔。隨著跟蹤研究愛滋病的時間越來越長，愛滋病病毒感染與發展成愛滋病之間可能的時間間隔也越來越長，據現在（對這種流行病的研究不過七年）估計，間隔大約為十到十五年。這一數字想必將會繼續修改升高，它大大地維護了愛滋病做為一種無情的、必定致命疾病的定義。

相信所有「攜帶」愛滋病病毒的人都終將惡化成愛滋病患者的明顯結果是，某人一旦被檢測為陽性，就被視為愛滋患者……只不過他暫時還沒有惡化成愛滋病患者而已。這不過是一個時間問題，正如任何死刑判決一樣。不那麼明顯的是，這些人常常被看作是好像的確患有愛滋病。HIV檢測為陽性（這通常是指檢測出愛滋病病毒的抗

體，而不是愛滋病病毒）越來越被等同於患有愛滋病。從
這種觀點看來，被感染就意味著患病。「被感染但未患病」
（「infected but not ill」）這一寶貴的臨床醫學觀念（身體「攜
帶」眾多感染物）正在被生理醫學概念所取代，不管這些
生理醫學概念是否在科學上站得住腳，它們都有利於復活
那種損害他人名聲的非科學邏輯，並使「被感染卻仍健康」
（「infected-but-healthy」）的臨床醫學觀念在術語上產生衝
突。以這種新觀點來看，患愛滋病會產生很多實際後果。
一旦人們獲悉某個人HIV呈陽性，那他就會因此失去工作
（儘管在美國以這種理由開除雇員是非法的），而當人們發
現自己HIV呈陽性時，則竭力掩蓋它。HIV檢測為陽性，
對那些從事特別崗位的人來說——這種人將會越來越
多——會帶來甚至更具懲罰性的後果，政府已勒令對這些
人進行強制性檢測。美國國防部宣布，凡HIV被發現呈陽
性的軍事人員都將被從「敏感、重要的工作崗位」免職，
因為有證據顯示，只要一感染此病毒，即便沒有出現任何
其他症狀，也會對為數不少的病毒攜帶者的智力產生微妙
的影響（其引用的證據是，一些HIV檢測呈陽性的人在神
經科測驗中得分較其他人低，這可能反映出病毒感染導致

的智力損害，儘管大多數醫生認為這極不可信，或認為智力損害也可能是因人們得知自己HIV檢測為陽性而引起的──如被質詢時官方所承認的那樣──「憤怒、壓抑、恐懼和驚慌」所致）。當然，現在，一旦某人HIV被檢測為陽性，那他就毫無資格移民任何別的地方了。

●

就先前任何一種具有傳染性的流行病而言，傳染病等同於被登記在冊的病例數目。而愛滋病這種流行病如今則被認為不僅包括這個數目，還要算上那些雖已感染但顯然仍處於健康狀態（即看起來健康，實則已在劫難逃）的人，他們的數目要大得多。這種統計一直在做，而且一直反覆在做，越來越大的壓力迫使人們去識別這些被感染者，給他們貼上標籤。隨著最新式的生理醫學檢驗產生，有可能創造出一個終生為賤民的新階級，即未來的愛滋病患者。但現代醫學檢查手段的勝利帶來疾病觀念的極度膨脹，其結果看起來也似乎是返回過去醫學必勝信念產生的時代，那時，疾病是數不勝數的，是神祕的，而由重病發展到死亡似乎是順理成章的事（不像現在，雖然存在醫學上的失

誤或失敗，但這一過程被認為是可以改變的）。就愛滋病而言，人們在還沒有患愛滋病前就被認為是愛滋病患者；愛滋病產生了似乎數不勝數的大量症狀──疾病；愛滋病無藥可治，只能以緩和劑來苟延殘喘；愛滋病給人帶來早於身體性死亡的社會性死亡──愛滋病就這樣恢復了類似前現代的某種有關疾病的經驗，如多恩在《緊急時刻祈禱文》中所描繪的那種情形，其中寫道「每一種使機制及該機制功能處於紊亂狀態的東西，都不外乎是一種病」，我們染病的時間，是當我們：

為有關疾病的猜疑、懷疑和憂懼而提前苦惱或過度苦惱之時，是在我們能夠說自己患病之前；我們不能肯定我們是否患病；我們一隻手藉脈搏問另一隻手，我們的眼睛問我們的尿液，我們該怎麼辦⋯⋯我們因疾病而飽受焦慮之苦，在疾病真正到來前，我們就已支撐不住了⋯⋯

當因疾病而引起的極度心理折磨蔓延到身體的每個部分時，本來有效的治療也就變得不可能了，因為「本來不

過是大病的一個次要方面、一個症狀的東西，現在變得如此強烈，以致醫生不得不集中力量來治療這個次要方面或症狀，而不是治療疾病本身」，而這樣做的結果就無異於放棄治療：

> 正如疾病是人生最大的不幸，疾病最大的不幸是孤獨；當疾病的傳染性使那些本該前來助一臂之力的人避之惟恐不及時，甚至連醫生也不敢前來時……這是對病人的公民權的剝奪，是將病人逐出社會……

就前現代醫學而言，疾病被描繪為似乎是一種直覺經驗，是外部與內部的一種關係：身體內部的某種類似不適的東西或能在身體表面看到的東西（或在皮膚下方，這時就要靠聽診或觸診），當身體內部被打開以便檢視（如在外科手術和驗屍中）時，這一內部不適就被確認。而現代醫學——也就是說有效的醫學——卻顯示出在身體內部能觀察到什麼這一問題上更為複雜的概念：觀察的對象不僅包括疾病的結果（如受損器官），而且包括疾病的病原（微生物），而觀察所依據的是更為精細的疾病局部解剖學。

在更早的由郎中進行醫診的時代,郎中在對病人進行檢查後隨即就給出診斷結果。但如今,檢查意味著化驗。要化驗就要花時間,考慮到有效的醫學化驗不可避免地具有工業特徵,那麼,花去的時間可能長達幾星期:對那些認為自己是在等待死刑或開釋的病人來說,這是極度折磨人的拖延。許多人因恐懼化驗結果,恐懼自己被列入使自己日後陷入受歧視或更糟糕境遇的名冊,或出於宿命論(這樣做又有什麼用呢?)而不願去做化驗。自我檢查的好處已經眾所周知,它能在那些常見的癌症處於早期階段時就發現,如果在它們還沒有惡化前就及時進行治療,那它們就大有可能不至於危及性命了。然而,若一種疾病被認為不可改變、無可救藥,那對它的早期檢測,則似乎毫無用處。

像其他一些引起患者羞恥感的疾病一樣,愛滋病常常是個祕密,但患者本人除外。當某人被診斷為患癌症時,他的家人通常向他隱瞞診斷結果;而被診斷為愛滋病的患者則至少同樣經常地向自己的家人隱瞞診斷結果。而像其他患有被視為不只是病的重病患者一樣,患愛滋病的人被引導進行全身治療,而不是特定疾病的治療,後者既被認

為無效，又被認為太危險（貶低能夠提供治療手段的有效的、科學的醫學，認為這些治療手段僅僅用於特定疾病，並且可能帶來危害，這是近來流行的一種自以為高明的謬見）。儘管外科手術和藥物常常能治癒癌症，但某些癌症患者至今仍在做這種危險的選擇。而某些愛滋病患者則受老一套的迷信和聽天由命的想法所左右，拒絕進行抗病毒的化療，而這種化療即使不是靈丹妙藥，也被證明是有些效果的（如抑制愛滋病症候群的惡化，防止某些常見的症候性疾病），他們不去尋求治療自己的機會，而是常常拜倒在某些「另類療法」的大師腳下。但把已經衰弱不堪的身體交託給長壽飲食法的那種身體淨化，對治療愛滋病來說，其作用和放血療法，即多恩時代可資選擇的那種「整體」治療法相差無幾。

4

　　從詞源上說，患者意味著受難者。令人深為恐懼的倒不是受難，而是這種受難使人丟臉。

　　疾病不僅是受難的史詩，而且也是某種形式的自我超越的契機，這一點，得到了感傷文學的肯定，更令人信服地由浪漫文學及醫生作家提供的病案史所肯定。某些疾病比起其他疾病來說似乎更符合這種思考。奧利弗・薩克斯[1]利用災難性的神經疾患作素材，來描繪受難與自我超越，身體衰弱與精神昂揚。他偉大的先驅者湯瑪斯・布朗爵士（Sir Thomas Browne）為類似的目的而利用結核病，以此來思考一般的疾病，在《至交謝世之際致友人書》（*A Letter to a Friend, Upon Occasion of the Death of his Intimate Friend*, 1957）中，也從有關結核病的耳熟能詳的陳詞濫調中讀出了那種前浪漫主義的意義：這是一種與眾不同的病法（「一種纏綿之病」），也是一種與眾不同的死法（「他溫柔的死」）。有關這種溫柔的或從容的死的假想——實際上，因結核病而死通常是難忍的，是極度痛苦的——是多數不被認為具有傷風敗俗或有辱身分色彩的疾病的神話的一部分。

　　於賦予結核病的那種溫柔的死形成對比，愛滋病和癌症一樣，導致難堪的死。纏繞著集體想像力的所有那些被

1　奧利佛・薩克斯（Oliver Sacks）為英國著名的神經內科醫師與作家。

隱喻化的疾病，無一例外都將導致難堪的死，或被認為將導致難堪的死。有性命之虞，這本身並不足以引發恐懼。它甚至並不必然產生恐懼，例如痲瘋病這個令人困惑的病例所顯示的那樣，儘管患痲瘋病鮮有性命之虞，且非常難以傳染，但它也許成了所有疾病中名聲弄得最糟的疾病。人們恐懼癌症更甚於心臟病，儘管比起死於癌症的人來說，患冠狀動脈心臟病的人更有可能在患病後的幾年裡就死於心臟病。患心臟病是一個事件，但它並不給患者帶來一種新身分，使患者變成「他們」中的一員。心臟病並不轉化成別的東西，除非是轉化成更好的東西：因恐懼使然，心臟病患者養成了好的活動習慣和飲食習慣，開始過著一種更節制、更健康的生活。只要是因猝發心臟病而死，那麼心臟病帶來的死常常被認為是不痛苦的。

　　最令人恐懼的疾病是那些被認為不僅有性命之虞、而且有失人格的疾病。在十九世紀法國的狂犬病恐慌中，曾出現數不勝數的有關被新近「發狂」的動物所感染的偽病例，甚至還有「自發性」狂犬病的偽病例（真實的狂犬病病例其實很少），這顯示出這麼一種幻想，即人一旦感染狂犬病，就變成了發瘋的動物——放縱不受約束的性衝動和褻瀆神靈的

衝動。但到1885年巴斯德發明狂犬病治療方法後，狂犬病一律致人於死地，就不是事實了。在十九世紀的西歐，儘管因霍亂而死的人要少於因天花而死的人，但人們更恐懼霍亂，因為霍亂的襲擊突如其來，而其症狀也不體面：急性痢疾和嘔吐，其結果預示著死後身體分解腐爛的恐怖景象。在幾個小時內，急性脫水使得病人形銷骨立，皮膚變成青紫色（在法語中，表達極度的、令人目瞪口呆的恐懼的詞仍是「unepeur bleue」，字面意義為「青紫色的恐懼」，轉義為「極度恐懼」），身體變冷；患病當日或時隔不久即命歸黃泉。

　　小兒麻痺症的後果或許是可怕的 —— 它萎縮了身體——但並不在肌膚上留下疤痕，或使肌膚腐爛：它並不令人厭惡。此外，小兒麻痺症只對身體造成影響，儘管看起來對身體造成了足夠的損害，但無損於面容。對小兒麻痺症的這種相對來說恰如其分、非隱喻性的反應，很大程度上歸功於臉的獨特地位，它對我們判斷身體的美感與身體的損傷來說具有決定性作用。儘管現代哲學和現代科學揭示出笛卡爾哲學中心靈與身體的分裂，然而這種揭示絲毫沒有弱化這種文化有關**面孔**與身體分裂的觀點，這種觀點影響了禮儀、時髦、性方面的評價以及美感的各個層面——幾乎涉及我們有

關得體的所有觀念。這種分裂，是歐洲文化肖像學傳統中的要點，即描繪基督教徒殉道的肖像學傳統。在這種描繪中，對殉道者臉部表情的刻畫與其身體所面臨的遭遇形成了一種令人驚駭的分裂。在聖塞巴斯提安、聖亞加莎、聖勞倫斯（但不是耶穌本人）的無數肖像裡，臉部的表情顯示出對身體下部正在遭受的殘酷折磨的逆來順受的優越感。在肖像的下方，是遭受摧殘的身體。在上方，是體現於臉部的人的形象，他望著別處，通常望著上方，顯示不出任何痛苦或恐懼；他已在別處了（只有做為人之子和神之子的耶穌才在臉部顯示出受難的樣子：表明他在忍受極大的痛苦）。我們對人及其尊嚴的看法，依賴於這種臉部與身體的分裂，[2]依賴於臉部是否免於或自我免於身體所受的遭遇。像心臟病和流感這種

2　除了某些有限的俏皮話外，對臉部的高貴性，並沒有出現真正的反對觀點。波蘭小說家貢布羅維奇（Gombrowicz）的小說《費爾迪杜爾克》（*Ferdydurke*）死死抓住臉部與身體的分離的虛假性，對該書來說這頗為關鍵，該書反覆提出這麼一種看法，即身體只不過由部分組成，每一部分有其獨立的生活，而臉部僅僅是另一個身體部分。貢布羅維奇據以展開他對愛欲和社會階層進行後拉伯雷式（post-Rabelaisian）嘲諷的觀點，是一種有關被迫地、屈辱地回歸童年的觀點，而不是一種有關疾病被迫遭受屈辱的觀點。這就是說，貢布羅維奇的這部小說是喜劇，而不是悲劇。──作者註

疾病不管是否有生命之虞，它們都不損害或扭曲臉部，也就從來喚不起最深處的恐懼。

並非臉部的每一種改變都被認為是可惡的或可恥的。最可怕的改變是那些帶有動物特徵的變化（例如痲瘋病人的「獅臉」）或某種潰爛（如梅毒的情形）。在疾病被賦予的某些道德判斷之下，潛藏著有關美與醜、潔與不潔、熟悉與陌生或怪異的審美判斷（更準確地說，關於美與醜、潔與不潔、熟悉與陌生或怪異的判斷，其形成要早於審美判斷與道德判斷發生分裂並最終走向似乎對立的時刻）。比這些形變更重要的是，它們反映了一種潛在的、持續不斷的變化，即患者身體的分解潰爛。天花會帶來形變，在臉上留下痘疤；然而天花的痘疤並不惡化。實際上，它們正是天花患者倖免於難的標誌。但痲瘋病人、梅毒患者和愛滋病患者臉上的疤痕卻是持續不斷的病變、潰爛的標記；是類似有機物的東西。

對有機物做邪惡的特徵描述，曾風行於十九世紀，以此來描繪疾病及病因。某些特別的疾病，例如霍亂以及那種總的來說易於感染疾病的體質狀態，被認為是因某種「被污染的」（或「骯髒的」）環境所致，即因不潔之物中自

發產生的滲出物所致。攜帶疾病的環境，通常被認定為腐爛的有機物（首先依據其散發出來的難聞氣味予以確認），進而，又被等同於城市的而不是農村的骯髒，城市充斥著垃圾和腐爛物，與墳場頗為相似。隨著巴斯德和科赫對某些微生物所起作用的發現，這些看法最終失去了說服力。到1880年，科學界不再相信有關這些被稱作「瘴氣」的滲出物的說法，或不再相信那種有關「自發產生」的說法（在1883年，即科赫發現結核桿菌一年後，他又發現了引發霍亂的水生細菌）。但即使在瘴氣說遭到細菌污染說重創以後，瘴氣說仍滯留不去，儘管被剝奪了疾病第一成因的地位，卻在眾多疾病的解釋中以某種似是而非的「併發因素」的面目出現。那種認為生活於昏暗、齷齪的城市會引發結核病（或至少令人懷疑與結核病有關）的看法，不過是瘴氣說的另外一個版本而已，而且，在結核病的實際病原被發現很久之後，一直到二十世紀，還有人相信它。看來，為了賦予一種疾病以道德意義，就似乎需要某種類似瘴氣說提供的東西，即把污染擴大為整個環境的污染。

在瘴氣說被科學家拋棄後不久，它啟發了至少一部偉大的藝術作品，即德布西根據梅特林克劇本《佩利亞與梅

麗桑》（*Pelléas et Mélisande*）改編的歌劇，一部類似於以瘴
氣世界為背景的《崔斯坦和伊索德》。在《佩利亞與梅麗桑》
中，人人都在說自己感到軟弱和失落，一些人則病痛纏身；
古老、破敗的城堡照不進一絲陽光；而大地上則布滿無形
的恐怖，到處是讓人失足跌落進去的陰暗潮濕的水坑——
除惡臭外，與瘴氣相關的因素在此一應俱全。對我們來說，
《佩利亞與梅麗桑》似乎是對心理疾病、對神經官能症的出
色描繪，這樣看不無道理。這是因為，正當一般性疾病範
疇被對病因的新理解逐漸淘汰出十九世紀的醫學思考後，
它卻移入了心理學這個日益擴大的領域。本來是身體患病
的人卻成了患神經衰弱症或精神官能症的人。有關一種被
有機物所污染、客觀上存在著致病性環境的觀點，又一次
出現在心理學的這一觀念中，即認為存在著一種已遭到心
理污染的氣氛，它容易導致心理疾患的產生。

　　這一觀點並不局限於心理學領域裡，而且隨著心理學
新近取得科學的可信度，它又返回來重新影響醫學。人們
普遍抱持眾多的疾病（甚至是大多數的疾病）並非真正的
「身體」疾病，而是心理疾病（比較保守地說，是「身心失
調」）的觀點，這種看法，再加上其對病因和意義的過多

解釋，以一種新的樣式使瘴氣說的形式永恆化了，在二十
世紀獲得了登峰造極的成功。心理瘴氣（消沉、抑鬱）引
發身體疾病的理論被運用於眾多疾病，賦予這些疾病種種
不同程度的解釋，這其中也包括癌症。儘管愛滋病隱喻與
癌症隱喻多有重疊之處，但愛滋病與癌症的區別是，沒有
人或至少現在還沒有人想去將愛滋病心理化，儘管它塞滿
了非常現代的有關能量、災禍方面的評價，卻被看作是諸
如痲瘋病和梅毒這樣的前現代疾病形式的一個倒退。

5

「瘟疫」¹是用來理解愛滋病這種流行病的主要隱喻。
正因為愛滋病的出現，以前那種把癌症當作一種流行病甚

1　瘟疫（plague），並非一種具體的疾病的名稱，而通指大規模流行
　　性急性傳染病，在英語中，它也可指鼠疫（腺鼠疫、肺鼠疫等），
　　如1665年倫敦爆發的流行性腺鼠疫，又被稱為「倫敦大瘟疫」（the
　　Great Plague）。正因為瘟疫不是特指某一種具體的流行性傳染病，而
　　是泛指那種大規模的可怕的流行性傳染病，因此它幾乎成了一個繁
　　殖力和適應性很強的隱喻，可用來指天罰、禍患、煩惱等一切令人
　　受折磨的災難。

至一種瘟疫的普遍誤解，才似乎變得無足輕重了：愛滋病使癌症變得平淡無奇。

瘟疫（由拉丁文plaga而來，意思是「突然發作」、「傷口」）一詞，長期以來一直被隱喻地加以使用，用來指最嚴重的群體災難、邪惡和禍害 —— 如普洛克皮烏斯（Procopius）在其誹謗性傑作《祕密歷史》（*The Secret History*）中稱查士丁尼皇帝比瘟疫還壞（「躲過其淫威的人比躲過瘟疫的人還少」），同時也通指眾多令人恐懼的疾病。儘管被固定地稱作瘟疫的那種疾病導致了傳染病歷史上最致命的傳染病，然而，一種疾病並不一定非得以一個無情殺戮者的面目出現，才被看作是瘟疫。患麻瘋病現在幾無性命之虞，然而，即便在1050年到1350年間最為肆虐的時候，也還不被看作瘟疫。梅毒一直被看作瘟疫 —— 布雷克曾談到「以瘟疫來毀壞婚禮禮車」的「年輕妓女之咒」—— 但這並非是因為梅毒經常導致死亡，而是因為它讓人丟臉、使人無地自容、令人厭惡。

被看作是瘟疫的通常是流行病。此外，這類疾病的大規模發主，不只被看作是遭難，還被看作是懲罰。把疾病當作懲罰，是對病因的最古老的看法，也是一種為真正夠

得上醫學高貴名聲、關注疾病本身的人所反對的看法。希
波克拉底曾就流行病寫過數篇文章，特別把「上帝之怒」
從腺鼠疫的成因中除去。但在古代被解釋為懲罰的那些疾
病，如《伊底帕斯》中的瘟疫，並不被認為是丟臉的，這
與痲瘋病以及隨後的梅毒後來的情形不同。疾病在古代取
得的意義，是群體災難，是對共同體的審判。惟有傷殘，
而不是疾病，才被看作是個體的報應。要在古代文學中找
到與那種有關令人蒙受羞辱、避之惟恐不及的疾病的現代
看法相類似的東西，人們只能勉強舉出菲洛克蒂特斯及其
散發惡臭的足傷的例子。

　　最令人恐懼的疾病，是那些似乎特別容易提升到「瘟
疫」的疾病，即那些不單單危及性命，而且使身體發生異
變的疾病，例如痲瘋病、梅毒、霍亂以及癌症（在許多人
的想像中，癌症也被包括在這類疾病裡）。痲瘋病和梅毒
最早被固定地描繪為令人憎惡的疾病。正是在十五世紀末
醫生對梅毒的最早描繪中，梅毒滋生出了一些隱喻變體，
日後將附著於愛滋病之上：梅毒不僅可憎，是報應，而且
是群體性的入侵。儘管十六世紀早期歐洲最有影響的學者
伊拉斯謨（Erasmus）把梅毒描繪成「只不過是痲瘋病之一

種而已」（到1529年，他又稱梅毒是「比痲瘋病更糟的東西」），但因梅毒為性傳染疾病，早已被當作一種不同的疾病。瑞士醫生帕洛塞色斯（Paracelsus）談到「那昔日只侵犯區區數地人類居民的齷齪傳染病，現今已氾濫開來，是上帝最初為懲罰人類的普遍放蕩而降下的疾病」（據多恩意譯）。不過，在很長一段時間裡，差不多一直到梅毒能被輕易治癒後，把梅毒想像為對某個個體的罪過的懲罰，與把它看作是對某個共同體的放蕩的報應，其間並無真正區別：這與現今富裕工業國家愛滋病的情形相似。與癌症這種被以現代的方式看作是個體所患（及顯現為個體）的疾病形成對比的是，愛滋病被理解為個人和「高危險群」成員的病——「高危險群」這個聽起來不偏不倚的官僚機構用語，也使那種以所發生的疾病來判定共同體之腐敗的陳舊觀念得以復活。

●

當然，對瘟疫或類似瘟疫的疾病的描述，並非全都成了有關疾病和患者的刻板印象的載具。對疾病（以及一般災難）所作的批判性、歷史性的思考，貫穿於整個十八世

紀，或者說從狄福（Defoe）的《大疫年記事》（*A Journal of the Plague Year*, 1722）一直到曼佐尼（Manzoni）的《未婚夫》（*The Betrothed*, 1827）。狄福那部假託為1665年倫敦腺鼠疫親歷記的歷史小說，全然不為那種將瘟疫視作懲罰或（該作品後面部分所談及的）轉化性體驗的見解推波助瀾。曼佐尼在其對1630年橫掃米蘭公國的那場瘟疫的長篇描述中，顯然致力於提供一種比他所依據的那些史料更確切、更複雜的觀點。然而，即便是這兩篇複雜的敘述，也難免強化了有關瘟疫的一些由來已久的簡化觀念。一般對瘟疫的通常描述有一個特點：瘟疫一律來自他處。當梅毒在十五世紀最後十年以流行病的形式開始肆虐整個歐洲時，人們給梅毒起的那些名字成了一些例證，說明人們需要把那些令人恐懼的疾病當作外來的疾病。[8]梅毒，對英國人來說，是「法國花柳病」（French pox），對巴黎人來說，是「日爾曼病」（morbus Germanicus），對佛羅倫斯人來說，是「那不勒斯病」（Naples sickness），對日本人來說，是「支那病」（Chinese disease）。不過，這類貌似對沙文主義的不可避免性所開的玩笑卻抖露出了一個更重要的事實：在對疾病的想像與對異邦的想像之間存在著某種聯

繫。它或許就隱藏在有關邪惡的概念中，即不合時宜地把
邪惡與非我族類（non-us）、異族等同起來。污染者總是邪
惡的，如英國人類學家瑪麗・道格拉斯（Mary Douglas）
所言。這句話反過來說也可以：被判定為邪惡的人總是被
視為或至少可能被視為污染源。

2　有關這次流行性梅毒的最早描述：「該病從受感染的不同的人那裡獲得
　了不同的名稱。」喬望尼・迪・維哥（Giovanni di Vigo）在1514年寫道。
　像更早時候用拉丁文寫的那些有關梅毒的論文——如尼古拉・里奧尼
　瑟羅（Nicolo Leoniceno, 1497）和胡安・阿爾麥納（Juan Almenar,1502）
　所寫的論文——一樣，迪・維哥的文章稱梅毒為「法國病」（有關這
　篇文章以及這一時期其他記述文字的節錄，包括《梅毒》（Syphilis）以
　及杜撰了後來流行使用的「梅毒」一詞的吉羅拉莫・弗拉卡斯托羅
　（Girolamo Fracastoro）於1530年所著的《法國病之詩化史》（Poetical
　History of the French Dieose），參見拉爾夫・H・梅傑（Ralph H Major）
　於1932年編選的《疾病的古典描繪》（Classic Descriptions of Disease）。
　從一開始，道德化的解釋就充斥於有關梅毒的文字中。在1495年，即
　那次流行性梅毒爆發一年後，馬克西米連皇帝（Maximilian）頒布詔書，
　宣布梅毒為上帝對人類所犯罪行降下的懲罰。
　在十六世紀，人們接受了有關梅毒來源的另一番解釋，時至今日對
　這一觀點仍深信不疑的也大有人在，即認為梅毒來自於甚至比歐洲
　鄰國更遠的地方，對歐洲來說梅毒是一種全新的疾病，是哥倫布的
　水手們在美洲被感染後從新大陸帶回舊大陸的疾病。值得注意的
　是，最早談論梅毒的醫學作家並不接受這種似是而非的理論。里奧
　尼瑟羅（Leoniceno）《傳染病管窺：法國病如何傳播》（Libellus de
　Epidemia, quam vulgo morbum Galligum vocant）一開篇就提出「法國
　病是否以別的名稱常見於我們的祖先身上」這一問題，他說他自己
　堅信是這樣。——作者註

正如鄰國氣候中發生的劇烈變化可能波及本國一樣，疾病的外國發源地，可能就是自己的鄰國。疾病是一種入侵，而且的確常常是由士兵攜帶而來。曼佐尼這樣開始他對1630年瘟疫的描述（第三十一到三十七章）：

衛生署官員曾擔心瘟疫會隨日爾曼軍隊而進入米蘭公國諸省，事實上，眾所周知，瘟疫業已進入這些省份；同樣眾所周知的是，瘟疫並未止步於這些地區，而是繼續前進，侵入義大利大部分國土。

狄福對1665年瘟疫的記載以類似的風格開始，對瘟疫的外國來源做了非常謹慎的思考：

大約是在1664年9月初，我和鄰人從別人的閒聊中聽到荷蘭再次發生了瘟疫；因1663年瘟疫就曾肆虐於該國，尤其是在阿姆斯特丹和鹿特丹兩地，人們於是問，瘟疫到底來自何方？有些人說來自義大利，另一些人說來自列文特（Levant），是夾雜在貨物中被土耳其船隊從那兒帶回到荷蘭的；還有人說是來自坎地亞[3]；也有人說來

自賽普勒斯（Cyprus）。它從哪兒來並不打緊；但大家都同意，它又被帶回荷蘭。

1720年代再度出現在倫敦的腺鼠疫來自馬賽，在十九世紀，人們總認為瘟疫是經由該城進入西歐的：由海員帶來，然後由士兵和商人帶到各地。到十九世紀，所謂外國來源常常帶有更多的異域色彩，人們更少去具體猜想疾病傳播的途徑，疾病本身業已成為幽靈和象徵。

在《罪與罰》（*Crime and Punishment*）結尾，拉斯柯尼科夫夢到了瘟疫：「他夢見，整個世界都遭了天譴，淪入一種從亞洲腹地而來、席捲歐洲的可怕而又奇特的新瘟疫。」在這句話的開頭，使用的是「整個世界」，而到該句結尾卻變成了「歐洲」，正在飽受來自亞洲的致命瘟疫之苦。杜斯妥也夫斯基心目中的那種瘟疫無疑是霍亂，稱作亞細亞霍亂，曾長期是孟加拉的地方流行病，但在十九世紀迅速成為一種世界性傳染病，並且在十九世紀大部分時間裡一直如此。幾百年來流行的那種歐洲做為優越文化體

3　坎地亞（Candia）為克里特島上的城市。

的觀念，包含著歐洲是一個被來自其他地區致命疾病所殖民化的地區的看法。歐洲自身被理所當然地認為是免於疾病的（歐洲人對自己──以侵略者或殖民者的身分──帶給異邦的、「原始的」世界的致命疾病所導致的程度大得多的毀滅，倒是令人驚訝地不當一回事：想一想天花、流感和霍亂對美洲和澳洲原住民造成的災難）。異域來源與可怕疾病之間的強固聯繫，是霍亂之所以一直比天花更令人難忘的一個原因，在十九世紀，歐洲共爆發四次大霍亂，其死亡率一次比一次低，而天花災難卻隨著十九世紀的推移有增無減（五十萬人死於1870年代歐洲的天花流行），但天花不能被解釋為一種非歐洲來源的類似瘟疫的疾病。

　　瘟疫不再被「派遣」，如聖經和古希臘文獻所描繪的，因為何為代理者的問題已經變得模糊了。取而代之的表述是，人們被瘟疫所「侵襲」。而且是屢遭侵襲，如狄福用來說明《大疫年記事》是「1665年最後那場瘟疫襲來時倫敦所發生之事」的副標題所不言而喻地顯示的那樣。甚至那些襲擊非歐洲人的致命疾病，也可能被稱作「來襲」。但對疾病侵襲「他們」的描繪，總是不同於對疾病侵襲「我們」

的描述。「我相信，半數左右的居民死於這場侵襲，」英國旅行家亞歷山大・金雷克（Alexander Kinglake）在腺鼠疫（有時稱作「東方瘟疫」）肆虐開羅之際抵達該城時寫道，「然而，東方人卻比歐洲人在同類的災痛下表現出更為隱忍的態度。」金雷克這部很有影響的著作《伊歐森》（*Eothen*, 1844）——其富有暗示性的副標題是「東方之行帶回的印記」——從沒什麼理由期盼免於災禍的人，其**感覺**災禍之能力勢必萎縮的這個幻想落筆，然後對眾多由來已久的有關他者的那種歐洲中心主義假說進行了闡釋。於是，人們相信，亞洲人（或窮人、黑人、非洲人、穆斯林）不像歐洲人（或白人）那樣感到痛苦，或那樣感到悲慟。把疾病與窮人——即從社會特權階層的角度看，疾病與社會中異類相連事實，也強化了疾病與外國，即與異域、通常是原始地區之間想像性的關聯。

於是，為這種有關瘟疫的經典描述提供例證的愛滋病，被認為是肇始於「黑暗大陸」，然後擴散到海地，繼而擴散到美國，擴散到歐洲，隨後又擴散到……它被認為是一種熱帶病：是來自世界上大部分居民所居住的所謂第三世界的又一種侵擾，同時也是「熱帶的憂鬱」[4]的一場災

禍。那些從眾多有關愛滋病地理起源的說法中察覺出種族主義老調的非洲人是不無道理的（同樣，當他們認為那種將非洲視為愛滋病搖籃的描述勢必會加深歐洲和亞洲對非洲的偏見時，他們也不無道理）。對有關原始的過去的那些觀念產生的下意識聯想，對疾病可能來自動物（綠猴身上的病？非洲豬瘟？）傳播而提出的諸多假說，都勢必啟動我們所熟知的那一套有關動物性、性放縱以及黑人的陳詞濫調。在愛滋病奪走成千上萬生命的薩伊（Zaire）及其他中非國家，反擊已經開始。那裡眾多的醫生、學者、記者、政府官員以及其他受過教育的人相信，愛滋病病毒是從美國帶到非洲來的，是細菌戰的一次行動（其目標是降低非洲的人口出生率），只是該行動失控了，反過來殃及始作俑者。對愛滋病來源的這種堅定看法，在非洲還有一個常見版本，把愛滋病病毒說成是由中央情報局和美國軍方合辦的一所位於馬里蘭州的實驗室培育出來的，然後從

4 桑塔格女士以斜體字標示「熱帶的憂鬱」（tristes tropiques），既暗示以法國人類學家李維史陀的《熱帶的憂鬱》，又指本書中所描寫的熱帶地區的氣質，這當然是一個歐洲人類學家對「熱帶」氣質的一種想像。桑塔格曾撰文對這部著作以及李維史陀進行過評論，後收入桑塔格的文集《反詮釋》。

那兒被帶到非洲，再由從非洲返回馬里蘭州的美國同性戀傳教士帶回到做為該病毒發源地的美國。[5]

　起初，人們曾設想愛滋病勢必會以其在非洲出現時相同的大災難形式廣泛流行於世界其他地區，那些至今仍認為這種局面終究會發生的人援引歷史上的黑死病[6]為例。

5　該謠言不大可能是KGB支持的「假情報」運動所製造的，但蘇聯的宣傳行家們大力傳播了這一謠言。蘇聯週報《文化報》（*Literaturnaya Gazeta*）於1985年10月刊登文章說，愛滋病病毒係由美國政府在馬里蘭州崔克堡（Fort Detrick）的生物戰實驗研究期間一手策劃的，後由做為實驗品的那些美國軍人帶到海外。該文章引述的消息來源為印度報紙《愛國者》（*Patriot*）上的一篇文章。消息經莫斯科英語電臺「和平與發展之聲」（Radio Peace and Progress）再次播送後，就被全世界的報紙和雜誌所採納。一年後，這則消息以顯著的位置出現在發行量很大的倫敦保守派報紙《周日快報》（*Sunday Express*）的頭版（「愛滋病病毒殺手係由美國科學家在實驗室的實驗中人為製造出來的，但該實驗災難性地失控了——為向世人掩蓋這個祕密，至今仍諱莫如深。」）。儘管該消息為多數美國報紙所忽略，但《周日快報》的報導幾為所有其他國家的報紙所轉載。就在最近，1987年夏，該消息又出現在肯亞、祕魯、蘇丹、奈及利亞、塞內加爾和墨西哥的報紙上。戈巴契夫時代的政治機構隨即發表一篇官方聲明，否認這一說法，該聲明由蘇聯科學院兩位著名人物撰寫，載於1987年10月底的《消息報》（*Izvestia*）。但這一報導仍在被使用，從墨西哥到薩伊，從澳大利亞到希臘。——作者註

6　「黑死病」（the Black Death）為1345至1355年肆虐於歐亞兩洲的鼠疫，最初由黑鼠攜帶病毒。此次瘟疫導致西歐和南歐人口減少三分之一到二分之一。

瘟疫隱喻是對流行病前景最充滿悲觀意味的基本表達方式。從古典小說到最近的新聞報導，對瘟疫的通常描繪總提到瘟疫不可阻擋、無法避免。那些沒有心理準備的人因此嚇壞了，而那些留心專家推薦的預防措施的人也同樣嚇壞了。如果這種描繪出自一個全知敘事者之口，如愛倫・坡從一則有關1832年霍亂流行期間巴黎舉辦的一場舞會的報導獲得靈感而創作的寓言故事〈紅死病的面具〉（The Masque of the Red Death, 1842）中的情形，那所有人都將被嚇垮。如果故事的敘事者是一個遭難的目擊者，一個將成為屈指可數的倖存者的人，那幾乎**所有人**也將被嚇垮，如尚・吉歐諾（Jean Giono）的斯湯達爾式的小說《屋頂上的騎師》（*Horseman on the Roof*, 1951）中的情形，該小說描繪一個流亡的義大利貴族青年在1830年代穿越霍亂肆虐的法國南部地區的故事。

　　瘟疫總被看作是對社會的審判，而愛滋病被隱喻地誇大為這一類的審判，也使人們對愛滋病全球擴散的必然性變得習以為常。這是以傳統的方式利用了性傳染病：性傳染病不僅被描繪為對個體的懲罰，也是對某個群體的懲罰（「集體淫蕩」）。為指認某個無法無天或者為非作歹的群

體，人們不單單以這種方式利用性病。直到十九世紀後半葉，把任何災難性流行病解釋成道德鬆懈或政治衰敗的症候，與把可怕的疾病同外國（或那些受人鄙視、戰戰兢兢的少數民族）聯繫起來的做法一樣，屢見不鮮。欲加之罪何患無辭，但提供的證據卻毫無關聯。曾將1832年霍亂流行與酗酒（禁酒運動那時才剛開始）聯繫起來的英國衛理公會牧師不可理喻地聲稱：凡染霍亂者，皆酒徒是也。不過，對那些「無辜的受害者」（小孩、年輕婦女），牧師們總還網開一面。當結核病被等同於窮人的（而非「生性敏感者」的）疾病時，它也被十九世紀末的改革派與酗酒行為扯在了一起。對這些與罪人和窮人連在一起的疾病的反應，是一律建議人們去接受中產階級的價值準則：循規蹈矩的生活習慣，勤勞，情緒自控（酗酒則被認為是使情緒失控的罪魁禍首）。[7] 健康本身終於被等同於這些既帶宗教色

7　據一項為現世主義改良派所偏好的診斷，霍亂是因飲食不良和「沉溺於不正常的生活習慣」所引起的。倫敦中央衛生署的官員警告說，尚無任何具體治療方法來對付霍亂，並建議居民注意呼吸新鮮空氣和保持清潔，儘管「真正能阻擋霍亂的東西是健康的身體和愉快、悠閒的心情。」引自R・J・莫里斯（R. J. Morris）的《1832年霍亂》（*Cholera 1832*, 1976）。——作者註

彩、又含商業氣息的價值準則，健康成了德行的證明，正如疾病成了墮落的證據。潔淨僅次於虔誠——這句格言被從字面上加以理解。隨著十九世紀流行霍亂一次接一次爆發，對霍亂的宗教解釋也漸次衰落下去；更確切地說，這些解釋越來越與其他解釋並存。儘管到1866年霍亂流行時，人們大多不把霍亂簡單地視為上天降下的懲罰，而是本來可以補救的那些衛生條件欠缺的結果，然而，霍亂仍被許多人認為是對罪人的天罰。一位作者為《紐約時報》（1866年4月22日）撰文道：「霍亂尤其是對漠視衛生法規行為的懲罰；是對骯髒者、放縱者和墮落者的詛咒。」[8]

現在若再以這種方式來看待霍亂或類似的疾病，似乎不可想像，但這並不意味著人們將疾病道德化的能力萎縮了，只不過是用來進行道德說教的疾病種類發生了變化。在過去近一個世紀的時間裡，霍亂也許是最後一種夠得上瘟疫地位的主要流行病（我此處所指的霍亂，限於歐洲和美國發生的霍亂，因而也就限於十九世紀；直到1817年，

8　引自查爾斯・E・羅森貝格（Charles E. Rosenberg）的《大霍亂年：1832, 1849, 1866年的美國》（*The Cholera Year: The United States in 1832, 1849 and 1866*, 1962）。

遠東以外地區還從未發生過流行霍亂）。如果以死亡人數
為衡量標準，那麼流感比本世紀任何其他流行病似乎更像
瘟疫，而且，它像瘟疫一樣使人猝不及防，並迅速（通常
在數日內）致人於死地，但它從來就不曾被隱喻地看作瘟
疫。小兒麻痺症這種更晚出現的流行病也不被視為瘟疫。
這些流行病之所以不使人聯想到瘟疫，其中一個原因是，
它們並不完全具備人們長期以來賦予瘟疫的那些屬性（例
如，小兒麻痺症被解釋為尤其見於小兒的病，即無辜者的
病）。更重要的原因是，對疾病進行道德利用的焦點發生
了轉移。這種轉為能被解釋為對個人報應的病之轉變，使
得把流行病解釋成瘟疫變得不那麼容易了。在很長一段時
間裡，癌症一直是最適合這種世俗文化的需要（即通過疾
病意象來進行譴責、懲罰和審查）的一種疾病。癌症是個
體的一種疾病，它不被認為是某種行為導致的後果，而是
行為失敗（如不節制、不能適當自控、不能適當發洩）導
致的後果。在二十世紀，要對流行病進行道德解釋，已變
得幾無可能了──但那些性病不在此列。

　　疾病暴露出道德的鬆懈或墮落，也是對這種鬆懈或墮
落的懲罰──這種看法之根深柢固，可以從另一種角度觀

察到，即混亂或腐敗也被根深柢固地描繪成疾病。瘟疫隱喻在對社會危機進行即決審判[9]方面如此不可或缺，以致在群體性疾病不再那麼被道學地對待的時代（即介於發生流感和流行腦炎的1920年代初期和中期與確認出現了一種神祕的新流行病[10]的1980年代初期之間的這段時間），在經常自信地宣稱大的傳染性流行病已一去不返的時代，[11]它仍沒有被停止使用。在1930年代，瘟疫隱喻常被當作社會和心理災難的同義詞。對瘟疫的這種形式的利用，常伴以誇大之辭，伴以反自由主義的態度：想一想亞陶關於戲劇和瘟疫的說法吧，想一想威廉・賴希關於「情緒瘟疫」的說法吧。這種見怪不怪的「診斷」必定助長反歷史的思考方式。它既是一種神正論（theodicy），又是一

9　即決審判（summary judgement）指未經陪審團聽審而作的判決。

10　即指愛滋病。

11　時至1983年，《瘟疫與人》（*Plagues and Peoples*）的作者、歷史學家威廉・H・麥克尼爾（William H. Mcneil）在評論一部有關黑死病歷史的新作時，一落筆就斷言道：「使我們不同於祖先並使當代體驗全然有別於其他時代的事物之一，是傳染病不再是人類生活中的一個嚴重因素。」（《紐約書評》，1983年7月21日）這種說法以及其他許多類似說法所顯示的歐洲中心主義的自以為是，令人一目了然。——作者註

種鬼魔學（demonology），不僅規定某種做為邪惡象徵的東西，而且使之成為粗暴、可怕的審判的承受者。在卡雷爾・恰佩克（Karel Čapek）的《白瘟疫》（*The White Plaque*, 1937）中，令人憎惡的瘟疫出現在一個法西斯即將掌權的國家，但瘟疫只侵害四十歲以上的人，即那些道德上可能負有責任的人。

　　恰佩克的寓言劇寫於納粹佔領捷克前夕，算是寓言劇的一種變體——是利用瘟疫隱喻來傳達被歐洲主流自由主義者定義為野蠻的那種威脅。劇中神祕、恐怖的疾病是一種類似痲瘋病的病，一種想當然源自亞洲的來勢迅猛、完全致命的痲瘋病。但恰佩克對把政治邪惡等同於外國入侵不感興趣。他的說教之所以獲得認可，在於他關注的不是這種疾病本身，而是科學家、記者和政客對有關這種疾病的資訊的處理。劇中，著名的痲瘋專家對一位記者慷慨陳詞（「您或許會說，這是當前的一種病。至今已有五百萬人被這種疾病奪去了性命，兩千萬人被感染，至少有三倍於此的人對他們身體上出現的石斑狀大小的皰疹渾然不覺，仍忙著自己的事。」）；他斥責一位醫學同仁使用「白瘟疫」和「北京痲瘋病」這些俗稱，而不是「鄭氏症候群」

這個科學術語；他幻想著他的診所在查明這種新病毒、找到治療方法上進行的工作（「世上每個診所都有其細緻的研究計畫」）將如何增加科學的威望，也將因此發現而獲得諾貝爾獎；他想像著治療方法被發現時如何欣喜若狂（「這是有史以來最危險的疾病，比腺鼠疫還可怕」）；他擬定將有症狀的人送往嚴加看管的拘留營的計畫（「考慮到該疾病的攜帶者是潛在傳播者，我們必須為未感染者提供保護，使他們遠離已感染者。在這方面若以慈悲為懷，就會危及他人，因而也就是犯罪」）。不管恰佩克的反諷看起來多麼卡通化，它們都是對做為現代大眾社會中受操縱的公共事件的災難（疾病、環境方面的災難）的可信描繪。此外，不管恰佩克多麼老套地使用瘟疫隱喻，把瘟疫當作因果報應的手段（在劇末，瘟疫使該國的獨裁者本人也一命嗚呼），他對公共關係的敏感仍使他在劇中揭示出疾病何以做為隱喻來被理解。那位傑出的醫生聲明，科學取得的成就，與那位即將發動戰爭的獨裁者的成就比起來，根本算不上一回事，「獨裁者阻止了一場糟糕得多的災難：致命地侵蝕著我們國家機制的無政府主義禍害、腐敗痲瘋病、野蠻自由流行病和社會解體瘟疫」。

十年後問世的卡繆的《瘟疫》，是另一個偉大的歐洲
自由主義者以不那麼自由主義的方式採用瘟疫題材創作的
作品，其細緻入微的程度，與恰佩克《白瘟疫》的提綱挈
領好有一比。正如不時有人指出的那樣，卡繆的這部小說
不是政治隱喻之作，書中那場爆發於地中海某港口城市的
腺鼠疫並不象徵納粹的佔領。這場瘟疫不是報應。卡繆並
不是在抗議什麼，既不是在抗議腐敗或專制，甚至也不是
在抗議死亡。這場瘟疫只不過是一起典型事件，而是接二
連三的死亡賦予了生命嚴肅性。他對瘟疫的使用，更是象
徵，而不是隱喻，顯得超然、節制、明智──它並不意味
著審判。但正如恰佩克劇中人物一樣，卡繆這部小說中的
人物感嘆在二十世紀發生瘟疫是多麼不可思議……倒好像
是對此類災禍不可能發生、不再可能發生的信念，實則意
味著此類災禍必須發生。

6

數十年來，人們一直自信地認為災難性流行病的時代

已一去不返，在這個時候，一種新的災難性流行病的出現，還不足以復活那種將流行病誇張為「瘟疫」的道學老調。要做到這一點，該流行病必須是藉性行為傳染的流行病。

卡頓・馬瑟[1]曾稱梅毒為「上帝的正義法庭為我們的時代預備的懲罰。」想到這句以及其他自十五世紀末至二十世紀初圍繞梅毒喋喋不休地發表的種種謬論，人們大概不會驚訝於如此之多的人想以隱喻的方式看待愛滋病——像瘟疫一樣，把它視為對社會的一種道德審判。那些內行的譴責家們不會放過這個由一種致命的性病提供的賣弄修辭的機會。於是，愛滋病在其最初以流行病形式出現的那些國家裡本來是異性間性傳染疾病的事實，也未能阻擋諸如參議員傑西・赫爾姆斯（Jesse Helmes）、評論家諾曼・波德霍勒茲（Norman Podhoretz）之流的公共道德守護者把愛滋病描述為一種特別降臨於西方同性戀者頭上的天罰（這理所當然是他們自己惹禍上身），而雷根時代的另一位名流派特・布凱南（Pat Buchanan）誇誇其談地

1　卡頓・馬瑟（Cotton Mather）為美國清教徒牧師與作家。

提到「愛滋病與道德破產」，傑里‧法威爾（Jerry Falwell）則提供了一份總體性診斷書，稱「愛滋病是上帝對一個不按其所立規則生活的社會的審判」。令人吃驚的倒不是愛滋病流行病被以這種方式加以利用，而是此等偽善之辭僅限於此類墨守陳規的獨斷論者；有關愛滋病的官方話語倒是總在告誡人們謹防獨斷。

那些宣稱為上帝執言的人所作的聲明，大可被當作那種通常基於性傳染疾病而發的虛誇之詞而不予理睬──從卡頓‧馬瑟的指責，到巴西利亞教區法爾柯主教（Bishop Falcão of Brasilia）和里約熱內盧教區紅衣主教（Cardinal of Rio de Janeiro）厄吉裡奧‧薩爾斯（Eugenio Sales）這兩位巴西宗教界的頭面人物最近發表的聲明：法爾柯主教宣稱愛滋病是「道德頹廢的後果」，而薩爾斯紅衣主教則雙管齊下，把愛滋病描繪為「上帝的懲罰」和「自然的報復」。更令人感興趣的是此等惡毒言辭的世俗附和者，因為他們的目的更複雜一些。極權主義政治意識形態試圖強化人們的恐懼感，一種外來佔領迫在眉睫的危機感，這有利於它們自身的既得利益──而重大疾病是可資利用的材料。流行病常常引發禁止外國人、移民入境的呼聲。而恐

外性的宣傳總是把移民描繪成疾病（在十九世紀末，是霍亂、黃熱、傷寒、結核等疾病）的攜帶者。因而，似乎順理成章的是，法國政壇上的要人、極端本土文化保護主義和種族主義觀點的代表人物尚－馬利・勒・潘（Jean-Marie Le Pen）提出一項旨在煽起法國人對愛滋病這種新出現的外來危險的恐懼感的策略，他頑固地認為愛滋病不僅經由病菌傳染，而且也經由接觸傳染，還呼籲在全國內進行強制性體檢，隔離那些愛滋病病毒攜帶者。對南非的現今政權來說，愛滋病不啻一件禮物，前不久，其外交部長引證鄰國進入該國的純黑種人礦工中愛滋病的發病率時宣稱：「恐怖主義者正攜帶著一種比馬克思主義還可怕的武器接近我們，這種武器就是愛滋病。」

　　愛滋病這種流行病充當著第一世界政治偏執狂們表達自身意念的理想工具。所謂愛滋病病毒，不僅可被看作一個來自第三世界的精銳入侵者。而且，它還可以代表一切具有神話色彩的威脅。在美國，愛滋病尚沒有引發在歐洲國家那樣露骨的種族主義反應，此處的歐洲也包括強調愛滋病的非洲起源的蘇聯。在蘇聯，愛滋病既是有關第二世界威脅的情緒的一個提醒，又是第三世界入侵的一個意

象。可以預料，在美國，那些致力於從愛滋病這種流行病
中找出道德教訓的公共喉舌們，如諾曼・波德霍勒茲之
流，無非是這樣一些人，其心之所繫，是擔憂美國能否不
墜意志，繼續維持其好戰性、軍備開支以及堅定的反共立
場，他們到處尋找美國政治權威和帝國權威衰落的跡象。
對「同性戀瘟疫」的譴責，是對當代各種形式的寬容忍讓
的一種更大抱怨，這種抱怨常見於西方反自由主義分子以
及來自蘇聯陣營的眾多流亡者中：此乃對「軟弱」西方的
現已變得司空見慣的指責，說它沉湎於享樂主義，陶醉於
粗俗的性感音樂，沉迷於毒品，而家庭生活卻支離破碎，
凡此種種，都削弱了西方挺身反抗共產主義的意志。對那
些將自己的政治議事日程轉換成群體心理學問題（即事關
民族尊嚴和民族自信的問題）的人來說，愛滋病是一個頗
受關注的話題。儘管這些脾氣很壞的職業道德家頑固地認
為愛滋病是對偏離常規的性行為的懲罰，但推動他們的東
西，並不僅是或甚至主要不是對同性戀的憎惡。更重要的
是，愛滋病在貫徹新保守主義所從事的那些主要活動，即
對所有被籠統地（也是不確切地）稱為「60年代」的一切
事物展開「文化戰」（Kulturkampf）上的有效性。有關「意

志」的整個政治──不寬容的、偏執狂的和恐懼政治軟弱的政治──全都盯上了愛滋病。

　　對幾代人以來為建立共識而一直悉加培養的那種我們並不陌生的恐懼感（如對「顛覆」的恐懼）來說，愛滋病是一個再恰當不過的刺激物──對這種新近出現的對無法控制的污染和無法阻擋的來自第三世界移民潮的恐懼來說，亦復如此──以至於在美國社會，愛滋病似乎不可避免地要被視為某種席捲一切、危及文明存亡的東西。使人們對愛滋病的易傳播性及其快速擴散的恐懼一直處在活躍狀態，以此來提升愛滋病的隱喻地位，這無損於愛滋病做為違禁行為的後果（或經濟和文化落後的後果）的地位。愛滋病是對偏離常規的行為的懲罰，愛滋病危害無辜者──有關愛滋病的這兩種觀念，彼此並不相左。這正體現了瘟疫隱喻的非同一般的潛能和功效：它使人們既把疾病看作是脆弱的「他者」所惹的禍，又看作是每個人（可能患上）的病。

　　可是，強調愛滋病如何威脅每個人（以此來激發恐懼，強化歧視）是一回事，而（為消除歧視，減少詆毀）指出愛滋病將最終直接或間接影響每個人，卻根本是另一

回事。近來，那些一直盼望著利用愛滋病進行針對偏離常規行為的意識形態動員的同一批神話編纂者，已放棄他們曾對愛滋病所作的最能激發恐慌感的評估，轉而躋身於那些揚言愛滋病感染不會波及「一般大眾」中最能說會道者之列，其注意力已轉移到對愛滋病恐懼引發的「歇斯底里」或「瘋狂」的譴責上。他們現在認為，愛滋病被賦予了過多的公共性，在愛滋病的公共過度曝光背後，他們看出藉「他們的」病為「我們的」病來安撫少數民族的欲望——此乃邪惡的「自由主義」價值之甚囂塵上和美國精神之日漸衰敗的又一明證。反自由主義的愛滋病神話編纂者的指控，使愛滋病成為每個人的問題並因而成為每個人必須了解的話題的做法，顛覆了人們對「我們」與「他們」之差別的理解，實際上開脫了「他們」的罪責，或至少使「他們」免受了道德評判（在這類修辭中，愛滋病仍被幾乎完全等同於同性戀，特別是等同於雞姦行為）。「難道美國成了課堂上不允許討論十戒，而教師卻被強制指導學生如何安全地進行雞姦的國家？」派特・布凱南抗議由海軍上將瓦特金斯（Admiral Watkins）主持的流行病調查總統委員會，為禁止歧視愛滋病人而在最近推出的報告中提出的那

個「愚蠢」建議。不是愛滋病，而是來自最有官方色彩的人士「為同情而拋開歧視和恐懼」（瓦特金斯報告用語）的呼籲，成了被攻擊的主要靶子，似乎這些人的所作所為削弱了美國社會通過對性行為的裁決而進行懲罰和隔離的力量（或意願）。

●

愛滋病似乎助長了對個體脆弱性與社會脆弱性標誌的不祥幻想，在這一點上，它勝過了癌症，與梅毒旗鼓相當。愛滋病病毒侵入身體；而愛滋病——或者，依據這個更新版本的說法，對愛滋病的恐懼——卻被描繪成對整個社會的入侵。1986年末，雷根總統稱愛滋病正在「我們整個社會機制之中」擴散——當然，是「悄悄地」擴散。[2]不過，儘管愛滋病是一個用來顯示政體黑暗本質的託辭，但它做為國內敵人的政治隱喻，也還得聽上去可信才行，即便在

2　雷根以此等陳詞濫調肯定愛滋病的駭人現實，與他最初對自身疾病的現實的否認形成對比。當被問及癌症手術後感覺如何時，雷根答道：「我未罹癌。我體內有一異物，癌症在此異物內，而該異物已經被取出了」。——作者註

法國也不例外，在那兒，愛滋病——法語的「le sida」——被迅速補入政治惡語庫。勒潘草率地稱自己的一些對手是「愛滋病似的」，而反自由主義的論辯家路易・鮑威爾（Louis Pauwels）則把去年舉行示威的那些國立高等學校學生說成是受了「心理愛滋病」的折磨。做為國際性政治邪惡的一個隱喻，愛滋病顯得派不了多少用場。的確，學者珍妮・柯派翠克（Jeane Kirkpatrick）曾一度經不起誘惑，將國際恐怖主義比作愛滋病，但此等妙語畢竟少之又少——這或許是因為，對該目的而言，癌症隱喻已顯得夠豐富的了。

　　這並不意味著愛滋病反常地居然沒被當作隱喻利用，只不過意味著愛滋病具有不同於癌症的隱喻潛能。當亞倫・泰納（Alainn Tanner）的電影《幽靈谷》（*Va Vallée Fantôme*, 1987）中的那位電影導演若有所思地說「電影像癌症一樣」，並隨即改口道「不，電影有傳染性，更像愛滋病」時，這種對癌症與愛滋病的比照看起來似乎既是對愛滋病的笨拙的自我意識，又是對愛滋病的明顯的不恰當使用。不是愛滋病的傳染性，而是其特別的潛伏性，才為愛滋病提供了一種做為隱喻的更為特別的用法。因此，巴

勒斯坦裔的以色列作家安東・沙瑪斯（Anton Shammas）
近來在耶路撒冷週報《柯哈伊》（*Kol Ha'ir*）上發表文章，
一口氣羅列出了政治、性和政治方面的大量幻想，將1948
年以色列的獨立宣言描繪成：

「以色列土地上的猶太國」的愛滋病，其漫長的潛伏期
製造出了葛希・埃穆尼姆（Gush Emunim）和……梅
爾・卡哈內拉比（Rabbi Meir Kahane）這樣的人物。
這是其開始之地，也將是其完結之地。儘管我對同性戀
者不乏同情，但我得抱歉地說，愛滋病主要危及那些對
同性別有色欲的人，而由同一個民族組成的猶太國必然
包含自毀的種子：我們稱之為民主制的政治免疫系統將
崩潰……洛・赫遜（Rock Hudson）曾一度非常顯眼，
有如帕爾馬赫組織（Palmachnik）的成員，如今，在帕
爾馬赫組織煙消雲散後，他也奄奄一息了。以色列國
（當然，是猶太人的以色列國）的確曾一度興旺……

比愛滋病隱喻與潛伏期的關係更可大做文章的是愛滋
病做為污染和異變隱喻的潛能。癌症仍舊被當作令人恐懼

或遭人譴責之物的常用隱喻，即便癌症已不像從前那麼可怕。如果愛滋病最終能被派上類似的用場，那將不僅是因為愛滋病的侵入性（這是與癌症相同的特徵），或甚至不僅是因為愛滋病的傳染性，而是因為環繞愛滋病病毒的那種特殊意象。

　　病毒學提供了一套新的獨立於愛滋病的醫學隱喻，而這些隱喻卻強化了有關愛滋病的神話。在愛滋病出現前幾年，美國小說家威廉・巴勒斯（William Buroughs）莫測高深地宣稱：「語言是一種病毒。」這得到了表演藝術家勞利・安德森（Laurie Anderson）的回應。病毒解釋越來越被經常地引用。一直到最近，大多數被確認為病毒性感染的感染，是一些能迅速產生後果的感染，如狂犬病和流感。然而，慢性發作的病毒感染的種類正在增多。中樞神經系統眾多慢性的、常危及生命的紊亂和某些見之於老年的腦退化疾病，以及所謂自體免疫疾病，現在都被懷疑實際是慢性病毒疾病（越來越多的證據證明，至少有一些人體癌症是由病毒引起的）。陰謀論順利地進入了那些被認為殘酷、狡詐而又耐心十足的疾病的隱喻。與細菌這種相對複雜的有機體相比，病毒被描繪成極端原始的生命形

式。同時，病毒的活動遠比在早期感染模式中所觀察到的細菌活動更為複雜。病毒不僅是感染、污染的仲介，它們還傳遞遺傳「資訊」，改變細胞。此外，它們大多自身演化。天花病毒可以歷經數個世紀而保持不變，而流感病毒則演化迅速，以致每年都得更新疫苗，以跟上病毒「包衣」的變化。[3] 導致愛滋病的那種病毒（或更確切地說，是各種病毒）至少與流感病毒一樣易變。的確，「病毒」現在成了「變化」的一個同義詞。最近，琳達·朗斯坦（Linda Ronstadt）解釋她為什麼更樂於從事墨西哥民俗音樂而不是搖滾樂時說道：「在當代音樂中，除了變化，我們沒有傳統。變來變去，就像病毒一樣。」

如果「瘟疫」在將來仍能被當作隱喻的話，此隱喻必定是透過病毒概念呈現（或許在將來，細菌引起的疾病不會被看作瘟疫）。與電腦的力量相輔相成的資訊本身，現

3　疫苗之所以被視作對付病毒的效果最佳手段，與使病毒變得「原始」的東西有關。細菌與哺乳動物細胞有許多形變方面的差異，它們可以在其宿主的細胞外繁殖，這就有可能找到專門對付這些細菌的物質。而對於與宿主細胞連為一體的病毒來說，卻極不容易將病毒功能與正常細胞功能區分開。因而，控制病毒感染的主要策略一直是發展疫苗，疫苗不會直接「攻擊」病毒（不像青黴素攻擊感染細菌那樣），而是透過事先刺激免疫系統來「預先阻止」感染。——作者註

在正遭到某種被比作病毒的東西的威脅。以軟體病毒為人所知的那些搗蛋程式或非法程式，被描繪成類似於生物病毒的行為（生物病毒能俘獲有機體的部分遺傳密碼，並傳遞外來遺傳物質）。這些程式被人故意植入將用於電腦的磁碟片，或者，當一台電腦通過電話線或資料網路與別的電腦連通時，被人故意添入，這些程式能在電腦的運轉系統中複製自己。像生物病毒一樣，它們對電腦記憶產生的損害並不立刻表現出來，而是給新近「被感染的」程式以時間來擴散到其他電腦。這類得自於病毒學並部分因人們受愛滋病刺激而成的隱喻，現在無處不在（破壞了賓州伯利恆城勒海大學[Lehigh University of Bethlehem]電腦中心大量資料的那種病毒，被人命名為「電腦愛滋病」。在法國，電腦專家們已經開始談論「資訊愛滋病」的問題）。這些都強化了愛滋病無所不在的感覺。

　　也許並不出人意料的是，做為現代世界中最新轉化性因素的電腦，居然從我們最新的轉化性疾病中借用隱喻。同樣不出人意料的是，關於愛滋病病毒感染過程的描述，現在經常與電腦時代的語言相呼應，如人們說病毒常常會製造「自己的新複本」。除了這種技術性描述外，病毒被

生動地加以描繪的方式——如被描繪成伺機待發的威脅、被描繪成易變、鬼鬼祟祟、如生物般不斷更新——也強化了人們對某一疾病可能是足智多謀、不可預測、日新月異之物的感覺。對愛滋病觀念來說，這些隱喻頗為關鍵，它們使愛滋病與其他被看作瘟疫的疾病有所區分。這是因為，儘管愛滋病表現出來的那種恐懼由來已久，但愛滋病做為一個意外事件的地位，做為一種全新的疾病的地位——以及似乎做為一種新的審判的地位——強化了這種恐懼。

7

有些人不承認有新疾病存在，有些人認為許多舊疾病已消失，而那些被推崇為新疾病的疾病，也終將消失；然而，上帝的慈悲已灑下了成堆的疾病，而且不使某一個國家獨攬全部疾病：在一個國家是舊病的東西，在另一個國家是新疾。對地球的新探索發現了新疾病……如果亞洲、非洲和美洲也交出它們的疾病名單的話，那麼潘

朵拉的盒子就膨脹了，勢必出現一種奇怪的病理學。

——湯瑪斯 ‧ 布朗爵士，《至交謝世之際致友人書》

當然，1980年代初才被確認的愛滋病，不可能是一種新疾病。極有可能，愛滋病病毒已存在多時，而且不僅存在於非洲，儘管直到最近（而且在非洲）這種疾病才達到流行病規模。但在一般人的意識裡，它是一種新疾病，對醫學來說，也是如此：愛滋病標誌著當代對待疾病和醫學的態度的，也是對待性行為和災難的態度的一個轉捩點。醫學原被視為一場曠日持久的戰役，它已瀕臨尾聲，正在通向勝利。但正當人們數十年來一直這樣自信地以為流行病災難已一去不返的時候，這種新出現的流行病卻不可避免地改變了醫學的地位。愛滋病的來臨顯示，傳染性疾病還沒有被征服，它們還將不斷出現。

醫學改變了習俗，而疾病又將這些習俗變了回去。避孕方法和醫學對性傳染疾病（以及幾乎一切傳染病）提供的易治癒性的保證，使人們能夠把性行為視為一種不會產生後果的冒險。現在，愛滋病迫使人們認為性行為可能具有最可怕的後果，即無異於自殺或殺人（1980年代初，當

疱疹在美國引發大恐慌時，有人曾做過實驗，看性行為是否會轉換成危險之舉，而在大多數案例中，疱疹只是顯得可怕和不適合性行為而已）。性行為的目標本來只是現時體驗（以及孕育未來），但對愛滋病的恐懼卻把性行為冒險時所忽略的與過去的關係強加在這種行為上。性不再意味著從事性行為的人自社會抽離。它不再只是兩個人之間的交媾；它還是一根鏈條，一根與過去相連的傳播鏈條。「因此，務必記住，當一個人發生性行為時，他不僅僅是在和當下的那一個性伴侶發生性行為，而是在和那個性伴侶過去十年間與之發生性行為的每一個人發生性行為，」衛生與公共服務部部長奧提斯・R・波文（Dr. Otis R. Bowen）在1987年就人們樂此不疲的曖昧性行為做出宣告。愛滋病揭示出，除長期穩定的一夫一妻性關係外，其他所有性關係都是亂七八糟的（因而是危險的），也是偏離正軌的，因為現在所有的異性戀關係也成了同性戀關係，儘管人們一度把異性戀排除在傳染途徑之外。

　　對性行為的擔憂，是對我們每個人都身居其中的這個充滿恐怖的世界的新擔憂，它由疾病引發。恐癌症曾使我們習慣於為環境的污染而擔憂；現在，我們擔憂人的污染，

對愛滋病的焦慮不可避免地傳遞著這種擔憂。對聖餐杯的擔憂，對外科手術的擔憂：此乃對被污染的血液的擔憂，無論是基督的血，還是鄰人的血。生命——血液和性液——自身成了污染的載體。這些體液可能會致人於死地。最好別去接觸它們。人們儲存自己的血液以備將來之用。匿名捐血本來是我們社會中利他主義的典型行為，現在也受了牽連，因為沒有人敢保證匿名捐獻的血液是否安全。愛滋病不僅帶來了強化美國在性方面道德主義的令人不快的後果，還進一步鞏固了那種常常被推崇為「個人主義」的自利文化。自利如今被當作醫學上的謹慎，獲得了額外的抬舉。

所有急性流行病，包括那些並無性傳染嫌疑或任何罪責嫌疑的流行病，都會引起人們迴避和排斥這一類差不多相似的行為。在1918到1919年流感肆虐期間——流感是由空氣傳播病毒（經由呼吸系統傳播）導致的一種高傳染性疾病——人們被告誡不要握手，在接吻時要以手帕來罩住嘴。警官奉命在進入有病號居住的房子前戴上紗布面罩，正如現在許多警官在貧民區的窮街陋巷裡執行逮捕任務時的做法一樣，因為愛滋病在美國已日益成為窮人，尤其是黑人和拉丁美洲裔人的一種疾病。在1918到1919年的流感大流

行時，許許多多的理髮師和牙科醫生都戴上了口罩和手套。不過那場奪去了兩千萬人生命的大流感，只不過是「五個月」裡的事。由於一種慢性流行病的出現，這些相同的預防措施又一次獲得了人們的重視。它們變成了社會習俗的一部分，而不是一種為應一時之急而採取並隨後拋棄的行為。

對一種人們別指望會隨即出現疫苗、更別提治療方法的流行病來說，預防在意識中扮演更大角色。然而為使人免於得病而進行的這些預防運動，在性傳染疾病那裡卻遭遇到重重困難。在美國歷次衛生運動中，對是否向公眾傳授有關更安全性生活方式的資訊，向來心存猶疑。1987年底由教育部頒布的《美國教育指南》（*Guide for Schools*）不去談論如何減少性生活的風險，而是把節制做為防範愛滋病的最好方法，這令人回想起第一次世界大戰時給士兵們的教誨，即貞潔既是防範梅毒的惟一武器，也是在反擊奧匈帝國時的愛國義務中的一部分。[1]一談到避孕套和清潔針頭，就被認為是在寬容和慫恿不正當的性行為和禁藥製品（在某種程度上說，也確實如此。為指導人們如何免於感染愛滋病而進行的教育，的確暗含著承認、容忍不同的性慾表達，因而也就暗含著寬容）。就性問題而言在公

共教育層次上顯得不那麼虛偽的歐洲社會，不大可能鼓勵人們保持貞潔，以此來警告人們謹守節制。「小心，愛滋病！」和「愛滋病！別死於無知！」這一類幾年來常見於整個西歐的告示牌和電視插播畫面的具體含意是：使用避孕套。不過，在這些勸人如何小心、如何避免無知的話語裡，還有一層促使人們接受廣告上這類公共服務的更大含意。為使一個事件顯得確有其事，方法之一是反覆談論它。這樣，反覆談論它，就是在提供任何具體建議之前，先灌輸風險意識以及節制之必要性。

●

當然，在官方由來已久的虛偽與近幾十年來時髦的自由主義之間，橫著一條鴻溝。那種認為性傳染疾病並不嚴

---

1 不願教導安全性行為背後的原因是認為，如果讓一個人的性生活服從於安全和謹慎的框框條條，那就不夠男子氣概了。據海明威在《午後之死》（*Death in the Afternoon*, 1932）中顯示的幻想：「梅毒是中世紀東征的十字軍戰士們的疾病。它想必是十字軍戰士帶到歐洲來的，它是不顧一切後果地生活的人的疾病。它是那些過著不正常性生活，而且出於心理習慣寧可抓住享樂機會而不採取預防措施的人容易得的疾病，此外，它還是所有那些執迷不悟的通姦者的生涯終點或結局。」──作者註

重的觀點，在1970年代達到了頂點，那時也適逢眾多的男同性戀者把自己設想為一個類似「族群」的團體，而城市同性戀的生活體系變成了一個具有史無前例的速度、效率和規模的性傳遞系統。對愛滋病的恐懼，迫使人們對性欲採取一種節制得多的行為方式，而且這還不局限於男同性戀者中間。在美國，1981年以前的性行為如今對中產階級來說已成了失落的天真年代的一部分——當然，這天真披著性放縱的外衣。在二十多年的性揮霍、性投機和性膨脹以後，我們處在了性蕭條的早期階段。以現在的眼光回顧1970年代的性文化，就好比從1929年大蕭條這個不恰當的角度回顧爵士時代。

　　我們所在的這個社會的一套話語是：消費，成長，做你想做的，享受你自己。這個經濟體系提供了這些前所未有的以行動自由和物質繁榮，它的正常運轉依靠鼓勵人們不斷突破界線。欲望想必是無所節制的。資本主義的意識形態使我們全都成了自由——無限擴大的可能性——的鑒賞家。幾乎每一項主張都聲稱要為人們增加某種自由。當然，不是每一種自由。在富裕國家，自由越來越被等同於「個人實現」——獨自享有或實踐的自由。因而近來出現

了大量有關身體的話語，身體被再度想像成一個工具，越來越被用於執行各式各樣自我改善和力量提升的計畫。既然人們有消費欲望，既然自我表達也被賦予無可置疑的價值，那麼，對某些人來說，性怎麼會不成為消費者的選擇呢？娛樂的性並非男同性戀次文化的發明，而是資本主義文化的再發明，且獲得醫學上的背書。愛滋病的來臨似乎已無可挽回地改變了這一切。

愛滋病強化了那些十分不同卻又互為補充的話語的力量，這些話語越來越經常地為我們這個社會裡那些習慣於為自己提供快樂的人所聽聞，他們之中越來越多人被引導到自我約束、自我節制（節食、運動）的計畫中。小心你的欲望。照顧你自己。不要放縱自己。很久以來，以健康的名義或以塑造理想身體外觀的名義，人們對某些過度的欲望施加了種種限制 —— 是自願的限制，是自由的實踐。愛滋病災難暗示出節制以及對身體和意識進行控制的迫在眉睫的**必要**。不過，對愛滋病的反應還不僅僅是對危險充滿恐懼的因而是恰當的反應。它還表達出了一種積極的欲望，即在個人生活中更加嚴於律己。在我們的文化中存在著一種普遍的傾向，一種時代終結的感覺，即認為愛滋病

正在增強；對許多人來說，這意味著那些純世俗理想——這些理想似乎在鼓勵放縱行為，或至少沒有對放縱行為施加任何連貫性的限制——的耗竭。愛滋病所激發出來的那種行為，是對所謂「傳統」的更欣然回歸，正如藝術中對圖像和風景、調性和旋律、情節和人物的回歸，以及對晦澀的現代主義的那些高論的摒棄。中產階級中濫交欲望的減少，一夫一妻理想以及謹慎的性生活理想的增強，這些現象，在愛滋病病例不多見的地方，例如斯德哥爾摩，與愛滋病被確切地看作一種具有流行病規模的疾病的紐約，同樣引人注目。對愛滋病的這種反應，儘管有一部分是十分理性的，但它加深了人們自1970年代以來就屢屢提出的，對啟蒙現代性行為的諸多理想（以及冒險）的質疑；與這種新出現的性現實主義形影相隨的，是對調性音樂、布哥洛繪畫[2]、證券投資事業以及教堂婚禮的樂趣的再發現。

　　對性遊戲和性產業的風險與日俱增的恐慌，不大可能

2　布哥洛（Bouguereau Adolphe William），法國學院派畫家，維護正統藝術，對當時新出現的印象派繪畫持排斥態度，而他自己的繪畫作品則主要是人體畫、田園畫、歷史畫和宗教題材畫，風格細膩嚴謹，在十九世紀頗受歡迎。

減少其他類型欲望的吸引力：時裝商店有望進佔漢堡那座直到目前為止仍為「愛神中心」佔據的建築物。人們在深思熟慮後才進行性交換。在1980年代受過教育的人群當中，為準備過新的獨身生活和降低性衝動而例行服用那些用來提高腦力工作和長時間談判所需精力的藥物（中產階級對可卡因的使用，同樣興起於1970年代）的現象相當普遍。而機器則提供了激發欲望並使欲望安全的大眾化方式：由電話（在法國則是由所謂「小電話」['Minitel']）構成的商業化色情為人們提供了一種變相的亂交，即通過電話與陌生人發生性關係，而不必接觸彼此的體液。對接觸的限制現在也同樣存在於電腦世界。電腦用戶被告誡要留意每一個軟體，視其為病毒的「潛在攜帶者」。「把軟體裝入你的電腦前，務必先弄清楚該軟體的來歷。」正在開發的所謂「防毒程式」據說能為電腦提供某種保護；不過，專家們一致認為，控制電腦病毒威脅的惟一可靠的方法，是不去共用程式和資料。這類使消費者對各式各樣的商品和服務保持更小心、更自私態度的警告，實際上刺激了消費文化，因為這些焦慮會產生對更多商品和服務的需求。

8

　　那些特別恐怖的流行性疾病總會激起人們對寬容或容忍的抗議之聲──如今，寬容已被等同於縱容、軟弱、混亂和腐敗：一言以蔽之，是不健康。人們發出呼籲，要求每一個人都進行「檢測」，要求隔離患者以及那些有疾病嫌疑或傳染疾病嫌疑的人，要求設立關卡以阻擋來自外國人真實或假想的污染。那些本來就被當作要塞一樣掌管著的社會，例如中國（只發現很少愛滋病病例）和古巴（有大量已感染愛滋病的病人），對愛滋病的反應更為迅速，更為急迫。愛滋病成了每一個人的特洛伊木馬：在1988年漢城奧林匹克運動會前六個月，韓國政府宣布，它將向所有參賽的外國運動員免費發放避孕套。「愛滋病純屬舶來疾病，而要防止它在印度擴散，所能採取的惟一途徑是，嚴禁印度人與外國人發生性接觸，」印度政府醫學研究委員會的主席如是說，以此公開承認一個近十億人口的國家對愛滋病毫無防衛，它至今仍沒有受過專門訓練的醫

務人員或愛滋病專科治療中心。他所提出的以罰款和判刑
為強制方式的性禁止建議，做為一種防止性傳染疾病的手
段，與那些更經常地被提出來的隔離（即監禁）建議一樣
不切實際。在第一次世界大戰期間，為防範應徵新兵中出
現梅毒，約三萬左右的美國婦女（妓女或被懷疑為妓女的
婦女）被禁閉在帶刺鐵絲網環繞的拘留營中，但這並沒有
導致軍隊中梅毒感染率下降——這正如第二次世界大戰期
間將成千上萬的日裔美國人做為潛在的叛徒和間諜禁閉起
來並沒能阻止任何一起間諜活動或破壞活動一樣。但這並
不意味著，人們不會對愛滋病提出相似的建議，或找不到
這些建議的支持者，此外，提出這類建議的也不見得僅僅
是那些墨守陳規的人。如果從整體上來說醫學成就至今仍
是明智和理性的保障，對有關隔離和監禁的計畫甚至不屑
一顧的話，那麼，這可能部分是因為愛滋病危機的規模目
前似乎仍然有限，而愛滋病今後的演變尚不明朗。

　　對愛滋病將擴散到什麼程度——擴散速度有多快，會
擴散到哪些人——的不確定感，一直位居有關愛滋病的公
共言論的中心。隨著愛滋病在全世界的擴散，它是否仍主
要局限於邊緣人口：局限於所謂的「高危險群」以及大部

分城市貧民？或者，它是否將最終變成那種席捲整個地區
的流行病？實際上，這兩種觀點同時並存。在一波肯定愛
滋病威脅每一個人的聲明和文章之後，緊接著是另一波確
認愛滋病為「他們」而不是「我們」的疾病的文章。1987
年初，美國衛生與公共服務部部長曾預言，愛滋病的世界
性流行將最終使黑死病──此乃有史以來最大的流行病，
奪去了歐洲大約三分之一到二分之一的人口──「相形之
下黯然失色」。到這一年年底，他卻表示：「愛滋病並非如
許多人所恐懼的那樣，會在異性戀者之間成群地、大規模
地擴散。」比愛滋病公共言論反反覆覆的特點更令人吃驚
的是，如此之多的人竟已準備好面對這場無孔不入的災難。

　　在美國和歐洲，人們一而再、再而三地保證：「一般
大眾」是安全的。不過，這兒所說的「一般大眾」可能只
是白人的代稱，正如它可能只是異性戀者的代稱。誰都知
道感染愛滋病的黑人特別多，正如軍隊中和監獄中的黑人
特別多一樣。美國愛滋病研究基金在最近的一次募捐活動
中打出了「愛滋病病毒是一個平等機會的破壞者」（equal-
opportunity destroyer）的口號。該口號以諧音雙關語的方
式套用了「平等機會的僱主」（equal-opportunity employer）

這句口號，卻因此下意識地重申了它本來要否定的東西：在世界的這個角落，愛滋病只是一種使少數人受折磨的疾病，是少數民族和同性戀者的疾病。據世界衛生組織最近做出的令人吃驚的估測，除非在愛滋病疫苗研究上取得非同尋常的快速的進展，否則，在今後五年內感染愛滋病的人數將比過去五年內感染愛滋病的人數多出十到二十倍，並預料這幾百萬愛滋病新患者中的大部分將是非洲人。

●

愛滋病迅速成了一個全球事件。當它在非洲（更不用說世界了）還遠遠沒有成為死亡的頭號殺手時，不僅紐約、巴黎、里約、金夏沙在討論它，赫爾辛基、布宜諾斯艾利斯、北京和新加坡也在討論它。世界上存在著一些著名的疾病，正如存在著一些著名的國家，不過，這些著名的疾病並不一定是那些患病人數最多的疾病，正如著名的國家並不一定是那些人口最多的國家。愛滋病也並非如某些非洲人士所主張的，是因為侵襲了白人才變得如此著名。然而，以下這種說法無疑是有道理的，即倘若愛滋病只是一種非洲病，那麼即使死了幾百萬人，非洲之外也幾乎無人

會關心它。它將是一個「自然」事件，正如饑荒一樣，饑荒週期性地侵襲人口眾多的窮國，而富國的人卻對此愛莫能助。正因為愛滋病成了一個世界事件——這就是說，它侵襲了西方——才不被僅僅視為一個自然災難。它充滿了歷史意義（歐洲以及新歐洲國家的自我定義的一環是，做為第一世界，它所發生的大災大難都具有創造歷史和改造歷史的作用，而在貧窮的非洲或亞洲國家，這些大災大難只不過是歷史迴圈的環節，因而看起來像是自然的一部分）。愛滋病之所以變得如此眾所周知，也並非如某些人所認為的，是因為它在富裕國家首先侵襲的是這麼一群人：全是男性，幾乎全為白人，其中許多人受過教育，能說善道，知道怎樣遊說和組織，以引起對愛滋病的公共關注，獲得對抗愛滋病的公共資源。由於愛滋病被這樣表現出來，引起了我們對它的高度意識。它似乎成了所有那些降臨於特權人口的大災大難的真正原型。

　　生物學家和公共衛生官員所預測的前景，遠比人們所能想像的或社會（以及經濟）能夠承受的要糟糕得多。當人們每天都讀到對愛滋病病例通報率最高的美國所造成的損失的駭人估算時，那些負責任的官員對經濟和衛生服務

是否能應付愛滋病不久以後的擴散，誰都不抱哪怕一絲一毫的希望。據稱，為今後數年間感染愛滋病的人提供的最低治療費用也將是一筆驚人的數額（這筆錢似乎能為「一般大眾」的安全提供擔保，而醫學界對此假設頗有爭議）。在美國──當然不僅僅是在美國──有關愛滋病的言談充滿了民族危機的色彩，「乃民族存亡之大事」。去年，《紐約時報》的一位社論作者寫道：「我們都知道真相，我們每一個人都知道。我們活在一個前所未有的瘟疫時代。我們可以假裝它不存在，或只對別人才存在，我們的生活一如既往，好像我們對此一無所知……」法國的一幅海報上則畫著一團飛碟形狀的巨大黑雲，籠罩著下面那個熟悉的六角形國家，它被黑雲蜘絲狀的光線弄得昏黑一片。在這幅海報畫上方，寫著：「抹去這片陰影，要靠我們每一個人。」下方寫著：「法蘭西不想死於愛滋病。」此類標誌間歇性地頻繁出現於每一個大眾社會，以呼籲大眾動員起來，對付這場史無前例的威脅。同樣具有現代社會特色的是，這種對動員的呼籲太顯籠統而反響甚微，亦不足以迎接這場危及民族安全威脅的挑戰。不過，這一類的修辭有其自身的生命力：只要它不斷傳播與現代社會裡公民追求

財富積累和個人享樂風氣格格不入的理想，那它就在為某個目標服務。

　　民族的生存，文明社會的生存，世界自身的生存，據說已處在危險中──此類危言，我們並不陌生，是出於壓迫的目的而誇大某種疾病的神話建構的組成部分（緊急狀態要求採取「嚴厲措施」等等）。愛滋病所引發的這種末世色彩的修辭，勢必誇大這種疾病。不過，這種修辭還另有用處。它提供了對大災大難的一種隱忍的、最終將變得麻木的沉思。哈佛大學著名的科學史家史蒂芬‧傑伊‧古爾德（Stephen Jay Gould）宣稱，愛滋病流行可與核武器並列為「我們時代最大的危險」。然而即便愛滋病奪去了人類四分之一成員的生命──此一前景，古爾德並不認為不可能──「我們仍有大量的倖存者，我們可以重新開始」。大概是瞧不起那些道德家的哀吟悲嘆，這裡來了一位理性的慈悲為懷的科學家，為我們提供了一種起碼的安慰：愛滋病一種沒有任何意義的災害。愛滋病是「自然現象」，而不是「具有某種道德意義」的事件，古爾德指出，「在愛滋病的擴散中，不存在任何啟示。」當然，把道德評判的意義加諸於一種傳染性疾病，這委實荒謬。不過，如

此不動聲色地思考駭人聽聞的大規模死亡，其荒謬性或許也只略遜一籌。

　　我們這個時代大部分善意的公共言論表達出了一種願望，即直言不諱地談論那些有可能導致全面災難的種種不同的危險。現在，又多了一個危險。在海洋、湖泊和森林的死亡之外，在世界貧困地區毫無限制的人口增長之外，在類似車諾比核電廠洩漏這種核能災害之外，在臭氧層的穿孔和損耗之外，在超級大國之間的核武衝突或某個不受超級大國制約的無賴國家核武攻擊的永恆威脅之外——在所有這一切之外，現在加上了愛滋病。在世紀末之際，末世思想的興起，看來在所難免。不過，愛滋病所激發的那種末日來臨幻想的層出不窮，卻不是由曆法就能解釋得了的，或甚至不是該疾病代表的那種真正危險所能解釋得了的。此外，對「西方」社會來說，還存在著對大災難場景的心理需求，這對美國來說尤其如此（正如某人所說，美國是一個有宗教心靈的國家——此乃福音派新教，老是宣揚所謂「斷然的終結」和「嶄新的開端」）。對想像中最糟糕場景的這種偏好，反映出試圖主宰自己對那些不可控制之物產生的恐懼之需要。但它同樣也反映出了與災難的想

像性同謀關係。對文化困境或文化衰敗的感覺，使人油然而生一種欲望，要去掃蕩一切。當然，沒有人需要瘟疫。不過，它或許是重新開始的機會。重新開始——這句口號很現代，也很有美國味。

　　或許，愛滋病正在拓展人們的習性，使其對從核武器的儲存和炫耀中展現出來的全球毀滅遠景變得習以為常。伴隨大災難修辭的膨脹而來的，是大災難的與日俱增的現實性。一個永恆的現代故事情節：大災難隱隱迫近……然而，它並沒有出現。它仍然在隱隱迫近。我們似乎處在一種現代大災難的陣痛中。有一個還沒有發生的大災難，但結果怎樣，尚無人知曉：我說的是那些懸在我們頭頂上、環繞整個地球的導彈，其核彈頭能把地球上的全部生命毀滅很多次，但它們（到目前為止）還沒有發射出去。有一些正在發生的大災難，但後果（到目前為止）似乎並不特別恐怖——如第三世界的巨額債務，如人口過剩，如生態破壞；還有一些似乎像是發生了但隨後（被告知）並沒有發生的大災難——如1987年10月股票市場的崩盤被看作是「暴跌」，像1929年10月的暴跌一樣，但後來又說不是暴跌。大災難現在成了一齣沒完沒了的連續劇：不是「現在的大災難」，

而是「從現在開始的大災難」。大災難已經成了一個既在發生、又沒有發生的事件。一些最可怕的事件可能已經發生了，如導致環境遭受無可挽回破壞的那些事件。不過，我們對此尚無把握，因為標準變了，或者因為我們缺乏衡量災難的適當指數，或者只是因為這類災難進展緩慢（或感覺它似乎是緩慢的，因為我們了解它，能預見它；剩下的事是等著它發生，等著它趕上我們的預想）。

現代生活使我們習慣於與對災禍的斷斷續續的察覺相處，這些災禍駭人聽聞，不可思議，但我們被告知它們極有可能發生。纏繞著每一起重大事件的，還不僅僅是再現這一事件的圖像（隨著1839年照相機發明而開始的複製現實的方式，現在看來，已經過時了）。除了圖像或電子對現實的類比外，還出現了對這些事件的最終結果的預測。現實少說也經歷了兩次分裂，裂為真實存在之物與其替代版本。既有事件，又有事件的圖像。既有事件，又有事件的投影。不過，對人們來說，既然真實事件似乎經常與圖像一樣缺乏現實性，需要透過自己的圖像來確認自身，那麼，我們對事件的當下反應，就得採取與之相適的計算方式，從事件以投影的、終極的形式表現出來的心理影像中

去確認事件。

　　「未來取向」是具有我們這個世紀特色的心理習慣和智力墮落現象，正如「歷史取向」是十九世紀的心理習慣和智力墮落現象一樣，如尼采曾指出的，它改變了十九世紀的思維方式。對社會進步和科學進步採取更複雜（可量化、可測定）的理解方式，勢必就要附帶地預測事態在未來如何演變。將事件精確地投影到未來，這種能力擴大了權力的構成，因為它為如何處置現在提供了大量新的指導。儘管這種對未來的觀察為我們處置問題提供了多得難以想像的知識，然而它受制於線性發展的幻想，事實上變成了災難的幻想。每一種進步都是一種展望，需要一種建立在統計數字支持的預測。譬如說現在的數字是……三年後的數字是……五年後的數字是……十年後的數字是……當然不忘預測本世紀末時的數字是……歷史或自然中一切可以被描繪成漸變的東西，都可以被視為是在朝災難方向發展（無論是朝少之又少而且越變越少的方向發展，如衰減、衰落和熵，還是朝多之又多、甚至多得難以控制或吸收的方向發展，如不可控制的增長）。專家們對未來所做的大部分預測，在我們因現實的廣泛圖像複製而已然習慣

的那種雙重感之外，又加重了這種新的雙重現實感。有正
在發生之物，亦有它所預示之物，即行將來臨然而尚未真
實發生的不能真正控制的災難。

　　這其實是兩種災難，其間存在空隙，想像力深陷空隙
中，不能自拔。我們所經歷的流行病與（通過當下的統計
推斷）預示給我們的流行病之間的差異，感覺就像是我們
所經歷的所謂「有限戰爭」與我們可能會經歷的難以想像
的更為可怕的戰爭之間的差異，這後一種戰爭（附加了科
幻小說的種種描繪）像是電子遊戲一類的活動，人們為了
消遣而玩上了癮。這是因為，在那種不可遏制地導致越來
越多的死亡人數（國內和國際的衛生組織每週或每月就要
發表此類統計）的真正流行病之外，是一種我們認為可能
發生、也可能不發生的災難，其性質不同，程度也更嚴重。
衛生官僚和記者所發布的那些預測性統計顯示出那些最令
人驚恐的預測被不時地修改來修改去，而現實什麼也沒被
改變。正像人口預測一樣，大消息總是壞消息。

　　有關非真實的（也就是說，不可控制的）世界末日來
臨的可能性的報導或預測大量湧現，導致了種種否定現實
的反應。因而，在大多數有關核戰的談論中，誰若持理性

之論（即專家自己的描述），就意味著他不承認人類的現實，而誰若情緒化地談到絲毫有關人類（即那些自認為受到威脅的人）所面臨的險境的話題，就意味著他堅持不切實際地要求迅速解除危險。公眾態度的這種分裂（分為不人性和太人性兩類），在愛滋病問題上表現得沒有這樣明顯。專家們斥責那些加諸愛滋病患者和據稱是愛滋病始發地的非洲大陸之上的陳詞濫調，強調愛滋病不只屬於那些開始處於危險狀態的人群，而且屬於範圍更為廣大的人口，不只屬於非洲，而且屬於全世界。[1]這是因為，儘管

---

1 「除非愛滋病在所有國家被阻止，它才能在每個國家被阻止，」總部設在日內瓦的聯合國世界衛生組織行將卸任的總幹事哈弗丹・馬勒博士（Dr. Halfdan Mahler）在第四屆國際愛滋病會議（1988年6月，斯德哥爾摩）上宣布，而該次會議討論的中心議題是愛滋病的全球性危機。「愛滋病這種流行病是世界性的，無一洲倖免，」法國愛滋病專家威利・羅森鮑姆博士（Dr. Willy Rozenbaum）說，「除非愛滋病在全世界每個角落都被征服，否則它就不能在西方被征服。」與全球責任的修辭不同，有關愛滋病的這些國際會議有一個特點，即愛滋病被看作是檢驗一個社會是否具有生存能力的達爾文式的標準，那些不能自我防衛的國家勢必遭到淘汰。這種看法越來越為人們所知。德國愛滋病專家艾克・布里吉特・赫爾曼博士（Dr. Eike Brigitte Helm）指出：「在全世界許多地方，愛滋病將大幅改變人口構成，這一點已然顯示出來，尤其是在非洲和拉丁美洲。不論如何，一個社會若不能阻止愛滋病的擴散，那它的前景就不妙了。」——作者註

愛滋病與痲瘋病、梅毒一道順理成章地成了荷載意義最多的疾病，但顯而易見的是，那種侮辱醜化愛滋病患者的衝動受到了牽制。愛滋病如此完整地彙集了人們對未來的最為普遍的恐懼，以致一定程度上使得那些試圖把愛滋病框定於某個離經叛道的人群或某個黑暗大陸的老套做法看起來不合時宜了。

　　正如工業污染和全球金融市場新體系的後果一樣，愛滋病危機顯示了世界上舉凡重大之事皆非某個地區、某個地方、偏居一隅之事，一切具有流傳能力之物皆能流傳開來，而任何問題都成了或注定將成為全球性的。商品在流通（包括圖像、聲音和文件，它們是一切商品中流通最快捷的）。垃圾在流通：聖艾蒂安（St. Etienne）、漢諾威（Hannover）、梅斯特雷（Mestre）、布里斯托爾（Bristol）的有毒工業廢料被倒在西非沿海城鎮。人在流通，其規模前所未有。疾病也在流通。從優勢人群為觀光和商務旅行在各洲間飛來飛去，到劣勢人群以史無前例的規模從村鎮移民城市，從一國合法或非法地移民另一國——所有這一切身體流動和交互聯繫（其後果是古老的社會禁忌和性禁忌的解體），與商品、圖像以及金融因素的順暢流通一樣，

對發達資本主義或全球資本主義經濟最大限度的運作至關重要。不過，如今，這種現代的既是個體、又是社會和結構性的高度的空間交互聯繫，成了愛滋病這種被描繪成危及人類本身生存的健康之害的載體；對愛滋病的恐懼與對其他正在顯露的做為發達社會副產品的那些災難的關注是一致的，尤其是那些顯示全球環境惡化的災難。愛滋病是地球村的反烏托邦先遣隊之一，可地球村這一前景已然在目，而且總在眼前，無人知道如何抗拒。

●

　　甚至大災難也似乎被當成了日常期待的一個部分，這造成了一種無與倫比的激烈情緒，而這種情緒正在損害我們的現實感和人性。不過，特定的可怕疾病似乎成了日常疾病，這又非常可取。甚至連那種充斥極多意義的疾病也被當作只是一種疾病罷了。這種情形已經發生在痲瘋病上，儘管世界上仍有大約一千萬左右的人患有這種現在被稱為「漢森氏病」（Hansen's disease）的疾病（自那位挪威醫生一個世紀以前發現了痲瘋桿菌後，人們就以他的名字稱呼痲瘋病，以此做為對這種疾病非戲劇化的一個部分），

而且因為他們幾乎全都生活在非洲和南亞次大陸而容易被人忽視。當人們對愛滋病有了更多的理解、最重要的是發現了治療方法以後，這種情形也勢必會發生在愛滋病上。就目前而言，在個人體驗和社會政策方面，主要依靠奪取該疾病的修辭所有權，考察它是怎樣被納入論點和陳詞濫調之中，又是怎樣被同化於其中。使疾病獲得意義（以疾病去象徵最深處的恐懼）並使其蒙受恥辱的那個過程，相沿已久，似乎不可遏制，但挑戰它總還是值得的，而且，在現代世界，在那些願意成為現代人的人們中間，它的可信性似乎越來越有限了──這一過程現已處於審視之下。對於愛滋病這種帶來如此之多的犯罪感和羞恥感的疾病來說，使其從意義、從隱喻中剝離出來，似乎特別具有解放作用，甚至是撫慰作用。不過，要擺脫這些隱喻，不能僅靠迴避它們。它們必須被揭露、批判、細究和窮盡。

　　並非所有用之於疾病及其治療的隱喻都同等地可憎，同等地扭曲。我最希望看到其銷聲匿跡的那個隱喻──自愛滋病出現後，這種願望更為強烈──是軍事隱喻。它的反面，即公共福利的醫療模式，就其影響而言或許更危險，也更為深遠，因為它不僅為權威制度提供了有說服力

的正當性，而且暗示國家採取壓制和暴力（相當於對政體的為害部分或「不健康」部分施行外科切除或藥物控制）的必要性。然而，軍事意象對有關疾病和健康的思考方式的影響仍不可小覷。它進行過度的動員，它進行過度的描繪，它在將患者逐出集體、使其蒙受汙名方面出力甚巨。

　　不，「總體」醫學就如同「總體」戰爭一樣不可取。愛滋病導致的危機也非「總體」危機。我們眼下並沒有遭受侵犯。身體不是戰場。愛滋病患者既不是在劫難逃的犧牲品，也不是敵人。我們——醫學和社會——並沒有被授予什麼權力，來不擇手段地進行反擊……對軍事隱喻，我願衍譯盧克萊修的話：把它交還給戰爭的製造者吧。

ILLNESS AS METAPHOR
Copyright © Susan Sontag, 1977, 1978
AIDS AND ITS METAPHORS
Copyright © Susan Sontag, 1988, 1989
Complex Chinese translation copyright © 2012 by Rye Field Publications,
a division of Cité Publishing Ltd.
All Rights Reserved

桑塔格作品集10

疾病的隱喻

作　　　者　蘇珊·桑塔格（Susan Sontag）
譯　　　者　程巍
主　　　編　王德威
責 任 編 輯　方怡雯　吳惠貞
封 面 設 計　黃暐鵬

編 輯 總 監　劉麗真
總 經 理　陳逸瑛
發 行 人　涂玉雲
出　　　版　麥田出版
　　　　　　城邦文化事業股份有限公司
　　　　　　104台北市中山區民生東路二段141號5樓
　　　　　　電話：(02)2500-7696　傳真：(02)2500-1966
　　　　　　部落格：http:// ryefield.pixnet.net/blog
發　　　行　英屬蓋曼群島商家庭傳媒股份有限公司城邦分公司
　　　　　　104台北市民生東路二段141號11樓
　　　　　　書虫客服服務專線：02-2500-7718·02-2500-7719
　　　　　　24小時傳真服務：02-2500-1990·02-2500-1991
　　　　　　服務時間：週一至週五09:30-12:00·13:30-17:00
　　　　　　郵撥帳號：19863813　戶名：書虫股份有限公司
　　　　　　讀者服務信箱E-mail：service@readingclub.com.tw
　　　　　　歡迎光臨城邦讀書花園　網址：www.cite.com.tw
香港發行所　城邦（香港）出版集團有限公司
　　　　　　香港灣仔駱克道193號東超商業中心1樓
　　　　　　電話：(852) 25086231　傳真：(852) 25789337
　　　　　　E-mail：hkcite@biznetvigator.com
馬新發行所　城邦（馬新）出版集團【Cite(M)Sdn. Bhd.(458372U)】
　　　　　　11, Jalan 30D/146, Desa Tasik,
　　　　　　Sungai Besi, 57000 Kuala Lumpur, Malaysia.
　　　　　　電話：(603) 90563833　傳真：(603) 90562833

印　　　刷　前進彩藝有限公司
初 版 一 刷　2012年10月
初 版 九 刷　2022年7月

售價：NT$280元
ISBN 978-986-173-808-6
著作權所有·翻印必究（Printed in Taiwan）
本書如有缺頁、破損、裝訂錯誤，請寄回更換

國家圖書館出版品預行編目資料

疾病的隱喻 / 蘇珊‧桑塔格 (Susan Sontag) 作；程巍譯. --
初版 . -- 臺北市：麥田，城邦文化出版：家庭傳媒城邦分
公司發行 , 2012.10
面； 公分 . -- (桑塔格作品集 ; 10)

譯自：Illness as metaphor; and, AIDS and its metaphors

ISBN 978-986-173-808-6(平裝)

1. 醫學社會學　2. 比喻

410.15　　　　　　　　　　　　　　　101015592